医院能源设备数字化转型

任国文◎主编

中国商业出版社

图书在版编目（CIP）数据

医院能源设备数字化转型 / 任国文主编. -- 北京 : 中国商业出版社，2025. 7. -- ISBN 978-7-5208-3516-9

Ⅰ. R197.38

中国国家版本馆 CIP 数据核字第 20254AH411 号

责任编辑：葛　伟

中国商业出版社出版发行

（www.zgsycb.com　100053　北京广安门内报国寺1号）

总编室：010-63180647　编辑室：010-83118925

发行部：010-83120835/8286

新华书店经销

北京市金木堂数码科技有限公司印刷

*

880毫米×1230毫米　16开　9.25印张　120千字

2025年7月第1版　2025年7月第1次印刷

定价：55.00元

* * * *

编 委 会

前　言

PREFACE

在当前全球气候变化危机日益凸显的背景下，我国提出了“双碳”目标，即力争于2030年前实现碳达峰目标，2060年前实现碳中和目标。为此，我国不断强调绿色技术创新和应用的重要性，积极推动能源生产和消费的结构调整，为各个行业的发展指明方向。各个行业都在积极探索低碳、环保、可持续的发展路径，推动行业的转型升级。

医院能源设备是支撑现代医疗服务体系平稳运行的基础核心设施，其关键作用是全力保障医疗服务的连续性和安全性。随着现代医疗服务体系的不断完善，各类医院能源设备的使用需求也愈发多样，因此，如何在有效减少设备能耗、实现节能减排的同时，进一步优化医院能源设备的工作效率和管理精度，以便全面落实“双碳”目标，促进医疗领域实现绿色可持续发展，已经逐渐成为医院能源设备领域的重要转型方向。

从医院能源设备的角度分析，传统运维模式的自动化、智能化水平相对较低，在实际运行过程中常常会产生能源浪费、维护滞后等诸多问题，不但会增加医疗成本，而且会导致医院能源设备难以在一些关键救治场景充分发挥其使用效果，进而致使医疗服务的可靠性和安全性受到负面影响。而数字化转型指的是利用云计算、大数据、人工智能以及物联网等相关技术手段对企业的业务流程、运行模式和组织架构进行重塑，依托先进技术的驱动力实现业务与数据的深度融合，以便在进一步增强成本控制的同时，全面提高企业的运行效率和服务水准。由此不难看出，对于医疗机构而言，推动医院能源设备数字化转型是突破医疗能源管理困局的关键路径，充分利用各类先进的数字化技术不仅可以有效解决传统医院能源设备运维模式所面临的各种问题，全面提升各类能源设备的运行实效，而且能够帮助医疗机构由粗放式管理跃迁至精细化运营。尤其是在“双碳”背景下，医院能源设备数字化转型更是维系人类社会医疗需求与自然环境发展需求平衡的重要支点，对于提高现代医疗服务水准，促进医疗体系实现低碳、环保、可持续发展具有重要意义。

目 录

CONTENTS

第一章

“双碳”目标驱动医疗领域绿色低碳发展

第一节　我国“双碳”目标的背景和意义

一、我国“双碳”目标的背景

全球气候危机加剧和环境污染是全人类都不可忽视的严峻问题。据相关数据，自工业革命以来全球的碳排放量就呈现出持续增长趋势，截至 2019 年已高达 362 亿吨 / 年，与工业化前相比，全球平均气温已上升 1.1℃，暴雨、洪水等极端天气事件也频繁发生。据气候气象组织与联合国环境规划署联合建立的政府间气候变化专门委员会第六次评估，若不对碳排放量加以控制，21 世纪末全球平均气温会再次上升 2.1~5℃，从而对自然生态环境和人类活动构成严重威胁。我国于 2020 年提出“双碳”目标，即力争于 2030 年实现碳达峰目标，2060 年前实现碳中和目标。该目标的提出，不仅是实现生态环境保护与经济增长共赢的关键战略选择，在全球气候变化治理进程中具有重要的影响力，也充分体现了我国在推动构建人类命运共同体进程中的担当精神。

从国内的发展需求来看，由于我国目前社会经济发展模式仍较为粗放，长期依赖煤炭、石油等化石燃料作为各类经济活动的主要驱动力，碳排放量和温室气体排放量相对较高。据相关数据统计，我国是全球最大的能源消费国，2018 年我国的煤炭消费量占世界总量的一半以上，石油和天然气的消费量也居世界前列，截至 2020 年我国的化石能源消耗占比仍旧高达 84.3%，能源消费总量在全球范围内一直居于高位。这种相对粗放的社会经济发展模式虽然有助于社会经济在较短的时间内持续增长，但是长此以往会导致空气污染、水土流失、土壤污染等生态环境问题逐渐显现，从而对人民的生活质量和经济发展造成严重的制约性影响。因此，无论是从能源消费结构转型压力的角度分析，还是从生态环境治理的刚性约束方面来看，传统的社会经济发展模式都已经无法再满足国内的发展需求，积极改善生态环境质量，推动社会经济绿色、低碳、可持续发展是保障国家长治久安的必然选择。

基于以上背景可以看出，“双碳”目标的本质是推动能源体系由化石能源转向清洁能源。我国为综合统筹国际责任与国内发展、环境治理与经济增长，以驱动经济高质量发展为基础提出实现“双碳”目标，力求通过能源革命倒逼传统产业结构调整，推动钢铁、建材等碳排放量超过 50% 的高能耗行业向低碳转型，并同时大规模发展风电、光伏等新兴产业，全面推动社会经济向绿色、可持续发展的方向转变。

虽然“双碳”目标的提出为应对全球气候治理和经济高质量发展指明了道路，但是该目标在实际推进过程中仍旧面临着很多挑战，诸如区域发展不平衡、技术成本相对较高以及转型压力较大等，故此，为保障“双碳”目标的落实效果，还需各行各业乃至社会公众的共同努力，以节能减排、绿色可持续发展为共识，积极推动产业结构调整升级，加大新能源产业、循环经济产业等高新技术产业的建设力度，认真践行低碳环保生活方式，以便为尽快实现“双碳”目标奠定良好的基础。也正是出于对“双碳”目标推进过程中所面临的种种困难的考量，我国政府结合自身国情与“双碳”目标的根本要求，出台了一系列配套政策措施，从战略规划、市场机制、重点领域、技术创新以及国际责任履行五个方面构建了系统化的政策框架，利用目标分解—市场驱动—技术赋能—国际协同的闭环机制将“双碳”目标落到实处，并积极统筹国内外大局，与国际各界进一步加强沟通，一方面有条不紊地推进我国经济社会全面向绿色转型，另一方面为全球气候治理、人与自然和谐共生提供了全新的思路。

二、我国“双碳”目标的意义

结合前述“双碳”目标的背景不难看出，我国提出“双碳”目标不单单是对全球气候危机作出的应答，更是通过经济社会变革实现民族复兴的战略性抉择，该目标涵盖了统筹国际责任与国内发展、技术创新与制度变革、政府引导与市场驱动等方面，不仅重塑了我国经济的增长逻辑，为我国社会经济的高质量发展注入了新动能，而且为我国在绿色工业革命中抢占先机提供了巨大的优势。随着碳达峰碳中和“1+N”政策体系的不断深化实施，我国正逐渐开拓出一条经济增长与低碳减排协同并进的新型现代化发展道路。

碳排放所造成的气候危机波及全球，气候治理问题广受国际社会的关注，而我国是全球最大的发展中国家，无论是从国际责任的角度分析，还是从生态责任的角度来看，“双碳”目标的提出都彰显了我国的大国风范。在“双碳”目标下，我国将应对气候变化纳入国家自主贡献并基于此构建了“一带一路”绿色合作框架，该节能减排行动为《巴黎协定》温控目标的落实创造了极大的有利条件。除此之外，我国在推动“双碳”目标的过程中毫无保留地分享绿色低碳发展的成功经验，通过建立“全球最大可再生能源市场”的实践方式为其他处于高能耗、高排放困境的发展中国家探索低碳转型发展路径提供示范，为低碳环保理念在发展中国家的推行起到了良好的促进作用，进一步增强了发展中国家共同应对全球气候危机的决心与信心。据相关数据，我国风光发电装机容量在2021—2025年增长超过7亿千瓦，在全球新增装机量中占比高达40%以上，为全球清洁能源转型注入了一针强心剂。由此可以看出，“双碳”目标的提出与落实不仅可以有效缓解全球气候危机，而且可以为发展中国家突破“高碳锁定”提供有力帮助，并积极推动建立公平合理的国际气候治理秩序。

传统的经济产业结构多依赖化石能源，而“双碳”目标的本质是逐步利用清洁能源代替化石能源构建全新的能源体系，因此，随着“双碳”目标的提出，传统的经济产业结构势必朝着绿色、低碳、可持续的方向进行深度调整，从而逐渐减少化石能源的消费占比，为驱动产业变革升级注入全新的动力。据统计，自“双碳”目标提出以来，我国非化石能源消费的比重由15.9%上升至20%，光伏组件价格在10年内的下降幅度也高达90%，为光伏、风电等低碳产业技术的高速发展提供了有利的物质基础。在“碳约束”的压力下，传统产业部门的转型速度也有所提高，截至目前，钢铁行业超低排放改造覆盖率已高达90%，可再生能源在电解铝中的使用比例已提升至30%以上。除此之外，凭借“双碳”目标的深入推进，各类低碳环保的新兴产业也迅速崛起，不仅我国新能源汽车的产销量连续8年获得全球第一，动力电池回收、氢能储能等产业链也逐步完善，并已形成体量超亿万级的可再生能源市场。通过深度调整传统产业、强化低碳产业技术创新、大力发展新兴产业等诸多举措，我国的单位国内生产总值能耗相较2005年下降了48.8%，为驱动产业变革、提高经济发展质量提供了强劲动力。

“双碳”目标以生态保护作为人类社会经济发展的主航道，为实现人与自然和谐共生提供了全新的路径。在“碳汇能力巩固提升行动”这一“双碳”核心战略的领导下，通过在长江经济带、黄河流域等重点区域实施碳汇交易与生态补偿机制联动，在武夷山、三江源等国家公园地区利用碳汇产品将当地的自然生态优势转化为经济价值，在实现生态保护的同时确保经济协同发展。截至2025年，我国的全国森林覆盖率目标已提高至24.1%，生态系统年固碳量增加10亿吨。在城乡协同治理方面，我国在建筑领域积极推广超低能耗标准，并将节能减排与乡村振兴战略有机结合，大力推行沼气发电、光伏农业等绿色低碳导向的产业融合模式。截至目前，我国城镇新建绿色建筑的占比已达到100%，城乡PM2.5浓度较2015年下降34.8%。

随着绿色、可持续发展理念的深入人心，绿色低碳已成为全球化石能源体系的必然转型方向，因此，达成“双碳”目标也已然成为重构国家核心竞争力的关键要素。在“双碳”目标的要求下，我国光伏组件、风电设备、动力电池等绿色低碳产品在全球市场份额中的占比已分别达到70%、50%、60%，其技术优势已在国际标准制定中占据了主导地位。为进一步塑造自身在国际社会的发展话语权，我国通过不断完善国内碳市场机制、加大绿色金融工具发展力度等多项举措，有效应对欧盟碳边境调节机制等贸易壁垒，不断加快布局碳期货等衍生品，并将人民币国际化与绿色金融相结合，一举将全国碳市场年交易额突破至100亿元，其绿色债券发行规模在2025年预计突破10万亿元。以上种种举措不仅大幅提升了我国的国际竞争力，更是助力我国逐渐转变为国际社会中的“规则制定者”。

除此之外，我国政府为加快推进“双碳”目标，不断建立健全碳普惠机制，积极推行ESG披露制度，激励民众通过垃圾分类、绿色出行等方式兑换碳积分，将上市公司环境信息披露率提升至95%以上。据相关部门预计，截至2025年年末，我国全国绿色消费规模将达到12万亿元，共享经济、循环经济等新型经济模式的渗透率将超过30%，从而构建出全民参与的治理模式，将“双碳”目标转为社会共识，培育全民树立起“减碳即时尚”的社会新风貌，为实现可持续发展奠定坚实的文化根基。

第二节　我国“双碳”目标对医疗领域的重要影响

一、我国医疗领域碳排放的现状

我国“双碳”目标的提出，标志着经济发展模式向绿色低碳全面转型。医疗领域作为高能耗、高资源依赖的民生行业，碳排放量占全国总量的4%~5%，且随着人口老龄化持续攀升，医疗服务系统的运行压力不断增加，其碳排放量和能耗量也呈现出了逐年增长的趋势。

据2021年《柳叶刀》数据，全球医疗健康系统的碳排放量占总排放量的4.4%，其碳足迹等同于位列全球第五的国家。结合医疗系统自身的运行特点和发展情况来看，其碳排放的主要来源包括以下三个方面。

其一，医疗机构运营产生的碳排放。医疗机构作为公共服务的核心载体，具有能源消耗密集、设备运行连续性强等特点。其中，医疗机构电力与燃气消耗占其总排放的45%~60%，该排放主要来自大型医疗设备（MRI、CT等）、空调系统及24小时照明系统。以三甲医院为例，年均能耗可达普通公共建筑的1.6~2.3倍，其中空调系统占40%~50%、照明系统占15%~20%、医疗设备占20%~30%，其单位床位能耗更比基层医院高出3~5倍。此外，地源热泵等低碳技术的普及程度相对较低，很多医疗机构仍需使用传统的燃气锅炉进行供暖，再加之中央空调系统长时间高强度运行，都会导致医疗机构在运营过程中产生大量碳排放。

其二，医疗设备与配套基础设施产生的碳排放。医疗设备与配套基础设施是保障医疗服务系统稳定运行的重要基础。鉴于医疗服务的特殊性，医疗设备及相关配套基础设施几乎是需要24小时不停歇运转，即使是在非使用时段，消毒柜、CT机等设备的空转耗电问题也非常突出，再加之传统医疗设备运行系统的智能化、数字化水平相对较低，运行管理模式较为粗放，所以，医疗设备与配套基础设施在实际使用过程中的能耗量与排碳量均居高不下。

其三，医院的运输行为、患者的就诊行为以及医疗废弃物处理等产生的碳排放。医院的运输行为主要包括药品与器械运输。基于药品和医疗器械的特殊性，其存储条件相对苛刻，在运输过程中多采用航空冷链的物流模式，虽然该物流模式具有时效性高、安全性强等诸多优势，但是其碳排放强度却为常温物流的3倍。以疫苗运输为例，由于疫苗需要冷藏保存，在运输过程中就需要持续供电以维持低温条件，因此疫苗运输的能耗占比可达供应链总排放的17%。患者就诊行为产生的碳排放主要体现在交通出行和重复诊疗两个方面。患者就诊交通出行的碳排放主要是指患者使用私家车等高碳交通工具频繁往返于医院进行跨区域就诊或重复检查。据相关数据统计，采用汽车进行单次跨省转诊平均会产生50千克的二氧化碳气体；若跨区域的距离较远，采用航空运输的方式进行转诊，其碳排放强度将会更高。患者重复诊疗也会导致医疗检查耗材的使用数量大幅增加，而这些耗材的生产多依赖化石原料加工，从而间接增加医疗系统的碳排放量。医疗废弃物处理产生的碳排放主要体现在感染性废物焚烧和污水处理两个方面。据统计，医院感染性废弃物的年产量已超过 200 万吨，其中有 70% 的废弃物需采用焚烧处理，废弃物转运过程中交通工具排放的尾气叠加焚烧废弃物所释放的等效二氧化碳，可占医院总碳排放量的 15% 左右。污水处理所直接产生的碳排放多体现在化粪池和生化处理单元，其中化粪池的碳排放量相较于生化处理单元更为突出，这主要是因为化粪池中含有大量的有机物，而有机物厌氧发酵后会产生大量的温室气体。除此之外，污水处理过程中所消耗的电能也会间接产生碳排放，约占医院污水处理总碳排放量的 20%~30%。

二、我国医疗领域碳排放的特点

全球医疗行业温室气体排放量约占全球总量的 4.6%，远超航空航运行业的排放总和。虽然医疗领域是全球公认的高能耗、高碳排、高能源依赖型民生行业，但是我国作为全球最大的发展中国家，其医疗系统碳排放的结构性特征与发达国家相比还是存在较为显著的区别。近年来，我国的医疗需求随着社会经济水平的不断提高而快速扩张，医疗碳排放逐渐呈现出三重叠加的独特轨迹：医疗资源总量不足与局部过剩并存；传统中医药体系与现代医疗技术并存；公共卫生服务均等化与商业医疗扩张并存。我国医疗独特的碳足迹使其碳排放的治理也面临区别于其他国家的诸多挑战，因此，为加快推进医疗领域实现低碳、环保、可持续发展，应深入分析我国医疗领域碳排放的特点。

由于我国人口老龄化问题逐渐凸显，不仅医疗投入不断增加，医院新建扩建及高能耗设备的需求也大幅上升，因此自 2007 年以来，我国医疗领域的碳排放量年均增长率已达 19.4%，明显高于其他行业。从我国医疗系统内部分析，药品生产、器械制造、物流运输等医疗供应链碳排放量在行业总排放量中的占比高达

71%，供应链碳排放占比突出，这主要是因为跨国药品对于航空冷链运输的高依赖性以及国内医疗器械生产和药品制造所涉及的化工合成工艺能耗较高。就我国医疗机构的实际运营情况来看，电力与燃气消耗是医院的核心排放源，在医院总碳排放中的占比相对较高，可达 45%~60%，该能耗主要来自一些大型医疗设备、空调系统以及照明系统。根据我国的城乡发展情况来看，由于我国幅员辽阔，仍旧存在城乡发展不均衡的问题，因此城市与基层的医疗机构的碳排放特点各不相同。高能耗是目前我国大多数城市医疗中心所面临的主要困境。据国家卫生健康委数据统计，三级医院的平均能耗密度可达 160 千瓦时 / 平方米・年，远远高于其他公共建筑的平均水平，其中，MRI、CT 等大型设备的集中化布局和高强度连续运转很容易导致电力需求大幅激增。以北京协和医院为例，该医院单日峰值的用电量可与中小型工业园区相当。对于乡村的基层医疗机构而言，乡村地区的经济发展水平相对较低，物质条件远低于城市医院，大型的医疗设备和配套的基础设施并不完善，但是这并不意味着乡村医疗机构就不存在碳排放的问题，其反而会因药品重复运输而产生隐性碳排放，并因冷链补运产生附加碳排放。据中国疾控中心 2022 年报告，乡村卫生室因药品冷链断链造成的损耗率可高达 18%，其物流碳排放是城市医疗中心的 3 倍之多。由此可以看出，我国医疗领域的碳排放体系兼具复杂性和特殊性，既有全球医疗领域特有的高能耗、高排放、高能源依赖的特点，也因人口老龄化压力和地区发展不平衡而存在碳排量动态增长、能耗量双重极化等显著特征，因此，对于我国医疗领域而言，推进落实“双碳”目标需要面临的治理挑战不可小觑。

三、我国“双碳”目标与医疗领域碳排放的关联性

全球医疗系统碳排放量在各国总量中的占比为 4.4%，年碳排放量达 20 亿吨，如果继续对医疗领域的碳排放现状放任不管，会进一步加剧全球气候危机的治理难度。我国医疗系统碳排放量高居全球第二，早在 2012 年就已达到 3.15 亿吨，

其中有 50% 的碳排放来自公立医院，而当前我国医疗建筑单位面积能耗也较普通公共建筑高出 2 倍，是国内能耗最高的公共建筑类型。由此可以看出，我国医疗领域的碳排放现状并不乐观，甚至对我国社会经济的可持续发展造成一定的阻碍。

“双碳”目标与医疗领域碳排放的关联性主要包括“双碳”实施政策对医疗碳排放的刚性约束力、医疗碳排放特征与“双碳”实施路径的适配性。随着“双碳”目标的提出，相关部门发布了《医疗机构能耗限额标准》，其中明确要求截至 2025 年医疗机构单位建筑面积综合能耗需较 2020 年下降 8%。在该标准的强制能耗限额导向下，医疗机构通过设备改造、引进先进技术手段、积极寻找能源代替以及智慧管理等各种方式来实现节能减排，促使医疗建筑的能源使用效率得以大幅提高。除此之外，我国政府建立的碳达峰碳中和“1+N”政策框架也为推动医疗行业减排作出了有力的约束，明确要求医疗机构提高可再生能源的利用效率，并在 2025 年之前对各项重点设备完成能效改造。“双碳”目标要求全国公共机构碳排放总量在 2030 年之前尽早实现碳达峰。由于医疗机构的能耗密度比普通公共建筑高出 1.6~2 倍，其节能减排成效是影响区域碳达峰进程的重要因素，因此医疗机构是该政策的重点控排单位，其减碳效果对“双碳”背景下公共机构减排的全局目标起到了不可忽视的支撑作用。以德驭医疗马鞍山总医院为例，该院通过磁悬浮冷机、光伏发电系统等多项技术改造构建了“能源全托管 + 智慧物联”的低碳运营模式，将制冷系统的工作效率提高 40% 以上，并将单台设备的年节电量提升至 120 万千瓦时，预计每年可减少碳排放 1260 吨，10 年托管期内累计减碳量可达 1.26 万吨。此外，该院通过节能改造和系统优化将院内的中央空调系统能耗降低了 30%，天然气消耗每年减少了 150 万立方米，对当地化石能源消费总量的降低作出了直接贡献。这一模式的推广应用，不仅使该院成为安徽省内首个“零碳”三甲医院，更为马鞍山市推进 2030 年“碳达峰”目标提供了关键支撑。

医疗碳排放特征与“双碳”实施路径的适配性主要体现在技术适配、供应链协同以及制度驱动三个方面。首先，从技术的适配性角度分析。医疗建筑和各类医疗设备均具有能耗密度高、碳排量大等特点。据统计，老旧医院建筑的能耗密度可达到160千瓦时/平方米·每年，MRI、CT等大型医疗设备的待机能耗占比高达31%。“双碳”路径下的零能耗建筑改造、设备智能启停等措施都可以帮助医疗机构脱离“高碳”困境，《近零能耗建筑技术标准》更是与提升医院建筑效能形成了技术协同。比如，采用“近零能耗建筑”技术路线针对老旧医院实施被动式设计改造，可将医院的运营碳排放量降低30%~50%；通过推广能效比低于4.0的节能空调系统和功率低于50瓦的超低待机功率设备，可助力医院将碳减排效果覆盖全生命周期。其次，从供应链协同的角度分析。供应链是医疗部门最主要的碳排放来源，其占比可高达84%，而“双碳”实施路径所提供的绿色采购政策、区域配送中心优化以及产业链协同减排等措施均能与医疗供应链脱碳路径相衔接。比如，医疗机构可通过优先采购新能源电力驱动设备、搭建冷链箱循环共享平台的方式减少流通环节的碳排放量，对服务半径小于150千米的区域配送中心布局加以优化以降低跨国冷链运输碳排强度等。最后，从制度驱动的角度分析。医疗机构相较于其他公共机构而言，“双碳”实施政策对其减排落实效果的刚性约束相对更高，无论是推广应用合同能源管理模式，还是将单位诊疗量碳强度纳入三级医院评审指标，都能够在促进医疗机构实现节能减排的同时，有效减少区域配置失衡导致的碳排放差额。以江苏省妇幼保健院为例，该院通过应用合同能源管理模式，从设备更新和智慧管控两个方面对原有的制冷系统进行一体化改造，将制冷系统的节能率提升至30%以上。江苏省妇幼保健院这一案例可以从高能耗设备、公共机构属性以及政策体系三个方面验证合同能源管理模式与医疗碳排放特征的深度适配。其一，制冷系统在医院总能耗中的占比高达40%~65%，利用专业的节能改造技术可以大大提高医院制冷系统的减排潜力；其二，合同能源管理模式可以通过“零投入、高收益”的方式帮助公立医院突破技术改造资金不足的瓶颈；其三，《江苏省财政支持做好碳达峰碳中和工作实施方案》中的财政直补政策、税收调节政策以及绿色采购政策与合同能源管理模式形成了政策—技术—资金的协同闭环，为医疗机构的低碳转型提供了重要的制度保障。

四、我国“双碳”目标对医疗领域的战略价值影响

结合我国“双碳”目标背景、医疗领域的碳排放特点以及发展趋势可以看出，“双碳”目标从医疗体系转型、医疗质量与环境质量协同提升以及医疗产业发展格局三大维度对医疗领域的发展及规划进行了重塑，因此“双碳”目标对医疗领域的战略价值影响是多维立体且深刻的，为医疗领域的绿色可持续高质量发展构建了一条可量化、可追溯、可优化的实施路径。

“双碳”目标对医疗领域的核心战略价值影响主要体现在推动医疗体系由传统的高能耗、高碳排、高能源依赖运行模式向低碳环保转型，将循环经济理念根植于医疗系统之中，为医疗机构突破传统的线性发展模式提供了强而有力的驱动力。这种转型并不是单单涉及能源结构调整就能够达成的，而是要求医疗体系建立健全全生命周期碳管理机制，利用政策工具和市场激励机制构建涵盖设备采购、运维管理、废弃物处理的系统化碳治理体系。从政策层面分析，“双碳”实施政策下的碳配额和绿色金融工具能够引导医疗机构将减排成本内部化，从而大大减轻医疗机构在转型过程中的资金压力；从技术层面分析，跟随“双碳”目标所应运而生的各类智能化、数字化技术能够较好地适配医疗体系的能源运行系统和诊疗系统，在满足医疗体系运行要求的同时有效解决传统运行体系存在的诸多问题，从而在很大程度上提高医疗体系的管理精度和运行效率，从根本上改变医疗服务供给的底层逻辑，促使医疗服务水准实现质的飞跃。

从医疗质量与环境质量协同提高的维度分析，在传统观念下，环境治理与医疗效能提升往往被认为关联性不大，而“双碳”目标通过推动经济绿色转型将环境要素与医疗服务价值镶嵌到一起，以互构性的视角深度揭示了环境治理与医疗效能提升之间的相互作用机制。医疗体系作为社会生态复合系统的子系统，其运行效能虽然会受到环境质量的制约，却也会通过自身的碳排放反作用于生态环境，因此在“双碳”目标的影响下，环境系统与医疗活动形成了一种新型的耦合关系，医疗质量与环境质量的内涵得以重构，并形成了良好的正向协同演进机制。首先，

“双碳”目标对医疗设备的低碳化转型起到了加速的作用。随着“双碳”目标的深入推进，不仅绿色医疗技术快速发展，各类低碳环保设备的普及度也越来越高，这些先进的技术和设备，一方面为医疗机构实现节能减排提供了有力的物质保障；另一方面也大幅提高了医疗机构的诊疗效率，从而促使医疗质量与环境质量协同提高。例如，药液熏蒸床等绿色医疗设备可以通过高效加热和雾化的方式，在提高药物吸收效率的同时减少设备的运行能耗，这样不但可以降低医疗设备运行的碳排放量，而且能够将药物的疗效最大化，从而缩短治疗周期，有效改善患者的就诊体验。相类似的绿色技术还可以应用于医疗影像设备、手术器械等。绿色技术的应用能够通过优化能源效率和智能化控制的方式改善医疗资源浪费问题，进而间接提升医疗机构的诊疗精度。此外，“双碳”目标对可再生能源的挖掘与探索，也为医疗设备低碳化转型提供了全新的思路。在医疗领域加强应用清洁能源，不仅可以降低医疗机构对于化石能源的依赖程度，而且可以为手术室、实验室等提供更为稳定的清洁能源支持，有效减少能源波动引起的医疗风险问题。其次，“双碳”目标对于提高医疗资源利用效率和降低医疗机构全生命周期碳排放也产生了不可忽视的积极影响。数字化、智慧化科技手段是实现“双碳”目标的重要技术保障，而将各种先进的科技手段应用于医疗流程、废弃物管理等方面，既可以对原有的医疗资源配置进行优化，也能够大幅提高医疗机构整体的运营质量，在降低医疗成本的同时加大对各个医疗环节能耗的控制力度，从而对医疗机构全生命周期的碳排放起到良好的管控作用。最后，受益于“双碳”目标对于环境治理作出的巨大贡献，环境质量改善与疾病防控产生了良好的协同效益。“双碳”目标的推进可以通过减少使用化石能源而降低 PM2.5、二氧化硫等污染物的排放量，并利用多项环保措施对各类环境问题进行有效治理，从而对于改善自然生态质量起到直接作用，而生态环境质量与人类健康息息相关，因此，随着环境质量的不断提高，医疗机构的疾病防控压力也随之降低。

从医疗产业发展格局的维度分析，在“双碳”目标的影响下，医疗领域正在经历包括能源结构、技术路径、价值链重构等方面的系统性变革。对于供给方而言，低碳技术标准俨然已成为产业准入的核心门槛，这就相当于倒逼医疗设备制造商突破原有的生产模式，将设备能效提升与材料创新深度结合，优化设备在运行阶段的能源使用效率，从材料科学层面重构产品生命周期的碳足迹，将低碳化改造效果与产品质量和生产成本直接关联。对于需求方而言，由于政府将碳足迹核查作为认证采购清单的硬性指标，需要医疗机构重新构建涵盖碳排放强度、回收利用系数以及性价比等多重维度的医疗设备招标评价体系，因此在“双碳”目标的影响下，医疗机构需要以绿色采购政策为支点，以低碳化转型为核心，建立全新的产业链价值传导路径。“双碳”背景下供给方与需求方的双向作用，将医疗领域的产业发展逻辑由传统的以成本竞争为主导转变为以碳生产率竞争为主导，促进产业链价值节点向低碳技术研发、低碳资产管理服务等新兴领域延伸，更关键的是，“双碳”目标进一步加速了医疗产业与其他产业的跨界融合，催生出“医疗＋能源”“医疗＋数字”等多种复合型业态，为医疗产业低碳转型提供了更多跨领域的技术解决方案，进而将医疗产业从封闭的技术体系中解放出来，打造出了更为开放、创新的低碳产业生态。

五、我国医院能源设备数字化转型的重要性和必要性

在“双碳”目标的背景下，应对气候危机已经成为全球关注的重点问题，医疗领域作为碳排放的重要来源之一，其减排路径的实施效果与“双碳”目标能否实现密切相关。我国提出的“双碳”目标要求全社会各行各业系统性地朝着低碳化的方向转型，医疗行业是公共服务体系中不可或缺的组成部分，该行业是否实现绿色低碳发展，不仅关乎着行业自身运营的可持续性，更是国家层面实现“双碳”目标的关键支点。通过前述分析可以看出，医疗领域的碳排放主要来源于能源密集型设备运行、建筑能耗以及供应链活动。其中，由于医疗机构的运营模式具有一定的特殊性，很多大型的医疗设备、暖通空调系统等都需要全天候不间歇运行，因此电力消耗在医疗机构日常运营中的占比较为突出，是医疗领域实现节

能减排的难点。再加之随着我国人口老龄化加剧，医疗服务需求持续扩张，新建医疗设施的数量大幅度攀升，如果继续沿用之前的高能耗运行模式，不仅医疗领域的碳足迹将进一步扩大，从而加剧能源与环境压力，也会对“双碳”目标的落实效果造成负面影响，不利于我国社会经济的可持续发展。

高能耗、低效率是目前我国医疗领域绿色低碳发展过程中所面临的主要困境，而结合医疗领域的碳排放特点不难看出，医疗机构要破解这一困境，需要加速技术创新积极推动管理模式升级，将推动医院能源设备数字化转型作为自身绿色低碳发展的核心引擎。一方面，利用数字化技术赋能各类医院能源设备，可以较为精准地把控设备运行的能耗，在延长设备使用寿命的同时提高设备运行效率，从而有效解决因设备运行低效而产生的资源浪费问题；另一方面，依托数字化技术构建碳管理体系可以对医疗机构全生命周期的碳排放情况进行监测、核算以及动态管控，从而在保障医疗机构碳管理精度的同时，为制定科学合理的减排措施提供可靠的数据支撑。

对于我国而言，积极推进医院能源设备数字化转型，不但可以缩小医疗领域的区域能效差距，避免新建医疗设施重蹈“高碳”覆辙，而且能够通过技术输出和标准制定，提升我国医疗行业的国际竞争力。从长远来看，医院能源设备数字化转型可以在保障医疗服务质量的前提下，以更小的环境代价满足社会大众的健康需求，促使医疗领域由被动减排转向主动创新，从而全方位提高医疗领域的经济效益、社会效益以及生态效益，为达成“双碳”目标作出不可代替的贡献。

第二章

医院能源设备数字化转型的定义、历程与影响

第一节　医院能源设备数字化的定义与范畴

随着全球医疗领域能源消耗与碳排放问题的日益凸显，传统的医疗设备逐渐暴露出了诸多问题，如能效管理低下、运行模式能耗较高、环境兼容性低等，因此，为助力“双碳”目标落实，加快推进医疗领域绿色低碳化发展，数字化医院能源设备慢慢走进大众的视野。医院能源设备数字化在本质上是通过联合使用信息技术与能源技术，重新塑造医疗设备的能源使用逻辑，构建出可感知、可分析、可优化的新型医疗设备体系，以便为医疗领域的低碳化、智能化转型提供强有力的底层支撑。

一、医院能源设备数字化的定义

医院能源设备数字化是指以医疗活动为导向，综合应用物联网技术、大数据技术、人工智能技术等各种先进数字技术手段构建出动态监测设备能耗、自主优化设备能效以及精准管控设备碳排放的智能化设备集群。

从技术层面分析，医院能源设备数字化主要具备以下三个核心特征。第一，设备功能能效指标增加。由于医疗设备的运行宗旨是安全可靠地完成各项诊疗工作，因此传统医疗设备的设计目标主要都集中于与诊断、治疗相关的核心功能上，如设备诊断的精准性和设备治疗的有效性等方面。而数字化医院能源设备除可以满足医疗设备的医学使用需求之外，还将能源效率这一指标纳入设备性能评价体系之中，这不但可以保障医疗设备的运行质量，而且有利于加大对各项医疗设备能源消耗量的管控力度，从而全面提升医疗设备的节能属性。以磁共振成像设备为例，在设备中植入能耗监测模块就可以实时监测制液氦制冷系统、梯度线圈等部件的电力消耗情况，利用精准的能耗数据构建包括诊断精度和能耗强度在内的双重运行指标，从而在保证磁共振成像设备运行实效的同时有效减少不必要的能源消耗。第二，数据要素具有全局渗透性。由于传统运行模式下不同医疗设备的运行数据无法互联互通，设备与设备之间难以达成数据共享，因此设备在运行期间常常会出现“数据孤岛”现象，这一现象不仅会威胁到医疗设备的运行质量，而且会增加设备的维护检修成本，从而导致医疗机构整体的运营效率受到制约性影响。以 ICU 中的呼吸机和心电监护仪两个设备为例，虽然这两个设备承担的医疗需求各不相同，但是对于医生而言，如果呼吸机和心电监护仪的数据没有整合到一起，就只能凭借片段信息对病人的病情作出单一维度的分析，从而导致诊疗工作的精准性出现偏差。而综合应用边缘计算技术与云计算技术构建跨设备、跨场景能源信息网络，则可以将不同医疗设备运行产生的能源数据、环境数据进行系统化的采集，对各类设备独立单元的运行数据加以整合分析，从而有力破除“数据孤岛”，确保医疗设备的数据要素渗透全局。第三，设备控制逻辑闭环化升级。传统的医疗设备运行模式多依靠固定程序或人工干预，智能化、自动化水平相对较低，而数字化医院能源设备则可以通过机器学习算法的方式，对原有的设备控制逻辑进行优化升级，建立健全“感知—决策—执行”控制机制，帮助各类设备实现闭环化运行。以手术室层流净化系统为例，对该系统进行控制逻辑闭环化升级后，设备就可以根据手术排程、人员流动情况以及室外空气质量自动化调节送风量和新回风比例。与传统的运行模式相比，该控制机制不仅可以保证手术室内的洁净度达标，而且能够使风机的能耗量下降 30%~50%。

从系统论的视角分析，医院能源设备数字化并不是单一的物理设备，而是一个囊括了硬件、软件以及能源的复杂系统，其中，硬件层包括传感器、执行器等物联终端；软件层涵盖了能源管理平台、算法模具等数字工具；能源层则涉及电能、热能、天然气等多种能源形式。由此可以看出，医院能源设备数字化的定义需要突破传统的物理设备认知边界，其本质更倾向于一种具备三位一体结构的复杂系统，也正是受益于这种特殊的结构，医院能源设备数字化打破了传统医疗设备被动消耗能源的局面，并转而成为医疗运行体系中主动调节能源的关键节点。

二、医院能源设备数字化的范畴

医院能源设备数字化的范畴主要可以从设备类型、技术层面以及应用场景三个方面进行分析，其范畴的覆盖面相对较广，既包括对传统医疗设备进行数字化改造，也涵盖了新型智能设备的创新应用。

（一）从设备类型分析

按照医疗设备的功能属性和能源消耗特征可以将医院能源设备数字化的设备类型范畴划分为四大类：诊断影像设备、生命支持设备、医疗实验室设备、医疗辅助能源设备。

1. 诊断影像设备

诊断影像设备多为大型设备，如公众较为熟知的 CT、DR 以及 MRI 等，该类设备的能耗多集中于高压发生器、液冷系统和辅助供电单元，其数字化转型路径主要是通过多维技术融合来实现。就高压发生器而言，以设备的历史使用数据和实时预约信息为基础，集成采用相应的数字化技术手段构建具备深度学习驱动机制的负载预测模型，可以实现对设备待机状态的动态调整：在无运行任务状态下，设备可以自动切换至休眠模式，仅消耗维持核心控制系统所需的最低能量，将设备待机期间的能耗量降到最低；当负载预测模型预计 30 分钟内将出现检查需求时，预加热模块则会提前激活高压发生器，在保证设备正常使用的同时有效解决传统固定待机模式易产生无效预热损耗的问题。在解决液冷系统高能耗方面，可以通过建立智能联动控制机制的方式，使设备内部的冷却单元与建筑集中供冷系统实现数据共享，以便利用边缘计算网关实时采集液冷回路温度、建筑冷源输出功率以及环境湿度等相关参数，并通过强化学习算法对冷量共计比例进行动态分配。比如，在冬季低温环境下，数字化制冷系统会优先启用建筑新风系统进行自然冷却，当检测到冷却液温度超过阈值时再选择启动压缩机进行制冷，以便在保障制冷效果的同时将综合制冷能耗降低 18%~25%。

2. 生命支持设备

生命支持设备的运行特点是持续性，对能源的稳定性和时效性要求较高，如呼吸机、透析机以及体外循环机等。结合该类设备的运行特点和能耗特点，其数字化改造路径主要可以通过冗余供电系统的智能切换和耗材使用量与能耗的耦合分析来实现。冗余供电系统的智能切换指的是利用多层级电源配置与智能化决策机制为设备的运行质量提供保障，以免在突发断电或者电力能源出现波动时设备运行的稳定性与持续性受到影响。冗余供电系统的核心在于构建出一个涵盖市电、不间断电源、备用发电机以及分布式新能源组成的混合供电网络，而电源间的智能切换则是通过对供电系统运行数据的实时采集和算法优化来实现的。例如，利用边缘计算设备对各个电源的负载率、电池剩余容量、电压谐波畸变率等相关参数进行动态化实时监测，再依据不同生命支持设备的运行状态作出电力需求优先级评估。当主电源出现异常时，系统算法会在极短的时间内作出最优的电源切换决策，优先启用不间断电源作为设备运行的关键负荷支撑，并利用 5G 通信信号将区域电力调度指令同步至医院能源管理中心，在保障生命支持设备运行质量的同时确保跨病区动态电力调配的有效性和时效性。耗材使用量与能耗的耦合分析指的是通过建立医疗耗材消耗与设备能耗的动态关联模型，实时掌握相关消耗数据，并依托数据融合对医疗耗材、设备等资源进行精准管理。以透析液加热能耗与患者体温的匹配调节为例，将患者的核心体温、透析液流速、环境温湿度等多维度实时数据输入热交换数字孪生模型后，可得出不同工况下的热损耗曲线预测结果，并以此为依据对加热模块和循环泵转速的匹配关系进行动态调节。当监测系统发现患者出现低温倾向时，体温调节系统会自动将透析液的目标温度提升至 38.8℃，并根据实时热传导效率快速计算出最适配当前状况的加热功率，从而在有效控制透析液加热能耗的同时大幅优化患者的治疗体验。

3. 医疗实验室设备

医疗实验室设备主要包括生化分析仪、PCR 扩增仪、超低温冰箱等，这些设备的能耗波动情况与实验周期强度息息相关。该类型设备的数字化转型路径可以通过实验预约系统与设备调度算法深度融合来实现，其核心在于构建出以时间序列预测为基础的动态调度模型。实验预约系统需先整合出实验室所有设备的额定功率、热负荷特性曲线以及历史使用数据，并采集预计 72 小时内的实验计划，再利用遗传算法对多个实验目标进行同步优化，以便在满足实验时序要求的前提下，实现高能耗设备集群错峰运行，如避开电网峰值区间和热敏感设备的散热高峰等。除此之外，实验室预约系统还可以通过实时监测设备集群热分布的方式实现热负荷协同消纳，采用集成化管理机制对多个实验室设备运行过程中产生的热量进行跨时空的动态匹配与优化调度，以达成对热量产生、传递、存储以及再利用的全环节控制效果。

4. 医疗辅助能源设备

医疗辅助能源设备主要包括医用气体供应系统、灭菌设备、医疗废水处理装置等，这些设备具有能源需求多样化、环境适应性要求和能效标准较高等运行特点。基于此，该类设备的数字化转型需聚焦于利用数字化技术手段将设备运行的工艺流程参数与能源消耗进行动态关联，确保工艺流程与能源消耗精准匹配且深度协同。以医用蒸汽灭菌器为例，该设备在运行期间的工艺流程主要包括预真空、高温灭菌以及干燥，每个流程所对应的蒸气压力、温度条件和持续时间都有不同的严格标准。其中，灭菌流程的核心阶段需在温度条件为 134℃的饱和蒸气中维持 300 秒，在此期间设备将达到满负荷功能状态，当进入干燥流程后，运行系统会排放出 120℃废蒸气并直接散失。而通过构建余热回收系统并将其与医院的热水供应网络进行智能匹配后，则可以对蒸气灭菌腔体的各项参数进行实时追踪。当系统检测到设备切换至干燥流程时，即可对废蒸气进行热能回收，将原本废弃的 120℃蒸气转化为 85℃的可循环热水，并优先将回收热量分配给各个即时热水需求较高的节点。

（二）从技术层面分析

医院能源设备数字化的技术架构范畴主要包括感知层、传输层、分析层和执行层。感知层指的是利用嵌入式传感器和外部环境监测设备构建出一个涵盖设备本体和外部环境的全息感知网络。该架构的核心在于毫秒级同步采集设备运行的电能、热流、介质压力等多维度参数，为医院能源设备的自动化、智能化控制提供可靠的数据支撑。传输层主要利用各类先进的低延时通信技术，来帮助设备数据、医院能源管理平台、区域电网需求响应系统实现双向交互。该层级多采用异构网络融合框架，以时间敏感网络协议作为实时感知数据实现无损传输的技术保障。分析层指的是利用数字孪生技术构建设备全生命周期模型，并通过机理模型与机器学习算法对设备的能效特征进行系统化的捕捉。设备全生命周期模型分为物理模型和数据模型两个部分，物理模型可以精准描述设备的电磁—热—力耦合特性，而数据模型则是通过深度学习对设备控制机制进行持续优化。在两种模型的共同作用下，分析层不仅可以对设备的运行能耗进行精准预测，而且能够在较短的时间内对设备运行过程中出现的异常问题进行诊断。执行层主要由可编程逻辑控制器与智能继电器共同组成，其核心在于建立前馈—反馈复合控制回路。该层级中部署的自适应控制单元可以将分析层输出的优化指令转化为设备可执行的操作序列，在保障设备运行效果的同时实现对设备运行参数的动态调整。

（三）从应用场景分析

结合医疗机构的运营要求和服务特点，医院能源设备数字化的应用场景范畴主要包括三类。第一，急诊与重症场景。在急诊与重症场景下，生命支持设备的能源保障占据最高优先级，可通过建立多模态能源质量监测系统对能源供给情况进行实时追踪，并应用动态重构算法确保能源系统在运行过程中得以智能切换。比如，将超级电容储能模块装配到 ICU 病房的呼吸机中，即使市供电突然中断，该储能模块仍旧能为呼吸机提供 15 分钟供电。第二，医技检查场景。医技检查场景下的医院能源设备大多具有间歇性运行的基本特征，其数字化管理的重点在于预约系统与能源调度系统的协同优化。比如，利用人工智能算法对 CT 检查的预约数据进行分析，系统可通过提前预启动设备冷却系统的方式有效减少设备待机阶段的无效能耗。第三，医疗后勤保障场景。医疗后勤保障场景中的能源密集型单元相对较多，如灭菌中心、制氧站等，该场景下的医院能源设备数字化改造主要依托与医疗机构的综合能源系统深度集成来实现。比如，将蒸气灭菌余热系统与区域供热管网络接到一起，通过工艺流与能源流的耦合优化，不仅可以实现余热回收，而且能够降低医疗机构的天然气能耗。

第二节　医院能源设备数字化的发展历程

从 MRI 设备的液氦消耗量降低至原来的 1%，到医疗设备材料、能源供给、医疗服务全链条脱碳，医院能源设备的数字化历程正经历由“高碳高效”到“低碳智能”的转变。医院能源设备的数字化发展既是人类科技进步的重要成果，也是重塑医疗碳足迹的重大革命，这场革命不仅需要技术突破，更需要对整个医疗系统进行重构。在“双碳”目标的指引下，医院能源设备的数字化发展打破了医疗进步必然伴随环境代价的魔咒，并通过技术创新与生态保护的同频共振，一次又一次重新定义了医疗的边界。随着医院能源设备数字化发展的深入推进，医疗行业俨然已肩负起守护生命与地球的双重使命。

一、医院能源设备数字化发展的起源

医院能源设备的数字化进程始于 20 世纪中叶，彼时工业化浪潮席卷全球，能源消耗与碳排放尚未成为社会关注的焦点。由于这一时期的医疗设备主要以机械和模拟技术为主，不仅诊断的精准性相对较低，因设备运行造成环境污染的现象也比比皆是。比如，早期的 X 光机需要手动调整电压和冲洗胶片，不仅耗时耗力，

而且对化学显影剂的依赖程度较高。这一时期，全球医院每年会产生数万吨含银废水，造成水体重金属污染。随着医疗领域的诊疗需求不断增长，计算机技术也进入萌芽状态，为电子技术与医疗设备的结合提供了可能性。虽然这一阶段的探索主要以提升医疗诊断的精准性为核心，却也意外触发了医疗设备与能源关系的首次重构。

1946 年，世界上第一台通用计算机 ENIAC 的诞生为技术革命埋下伏笔。1958 年，美国物理学家科马克（Cormack）提出利用 X 射线进行断层扫描的理论模型，但受限于计算能力，该理论长期停留于纸面。真正的突破发生于 1967 年，英国工程师高弗雷·豪斯菲尔德（Godfrey Hounsfield）在 EMI 公司研发出了首台商用 CT 扫描仪，该设备通过 X 射线旋转扫描人体，将模拟信号转化为数字信号，并利用计算机重建三维图像，首次实现将人体解剖结构转化为数字图像。这台设备重达 2 吨，需要专用供电线路，仅单次扫描的耗电量就高达 15 千瓦时，相当于一个现代家庭一天的用电量，这种利用能源换取诊断精度的设备运行模式揭示了早期数字化医疗设备对于能源的高依赖性。该设备的高能耗源于两大技术限制：一是 X 射线管需持续高压供电（峰值功率达 30 千瓦），二是原始计算机系统依赖真空管电路（能效不足 5%）。尽管能源效率低下，但 CT 技术使脑出血的确诊率从传统 X 射线的 60% 提升至 95%，开启了医疗诊断的数字化时代。

1958 年，首台植入式心脏起搏器诞生，瑞典医生奥克·森宁（Ake Senning）为患者植入首个完全埋藏式心脏起搏器，由于该设备所使用的镍镉电池仅能维持 6 个月的续航时间且体积庞大，患者需每年接受开胸手术以更换电池。这一窘境于 1972 年迎来转机，美国 Greatbatch 公司研制的锂碘电池将心脏起搏器的使用寿命延长至 10 年以上，体积缩小至火柴盒大小。由于锂碘电池的应用可以将每台心脏起搏器设备全生命周期内更换电池的次数由 10 次降低至 1 次，金属废弃物减少 90%，因此这一突破性发明不仅在很大程度上降低了患者的手术风险，更是意外成为医疗领域减碳的早期实践。至 1975 年，全球植入式起搏器年产量突破 5 万台，该设备的微型化进程推动了半导体技术的发展，随着 CMOS 集成电路的引入，植入式起搏器的待机能耗降低至微瓦级。

虽然数字化技术在医疗领域的应用减少了传统医疗造成的化学污染，但是“污染转移”却也为医疗设备的进一步发展作出了初步警示。例如，20世纪70年代出现的计算机化X光机（CR系统）虽然淘汰了传统X胶片使用的银盐显影剂，但是计算机化X光机所使用的磷光存储板在废弃后会产生大量的电子垃圾且难以降解。据美国环保署1978年的报告，单台CR设备每年约产生50千克电子垃圾，其中30%含有有毒物质。这种“污染转移”现象迫使医疗行业开始思考医疗设备数字化技术路径的可持续性，为后续绿色医疗理念的广泛传播埋下了伏笔。例如，柯达公司在1976年尝试用光敏树脂替代磷光材料，尽管这一尝试最后以商业化失败告终，却为后续数字化X光探测器（DR）的研发奠定了基础。

二、医院能源设备数字化发展的阶段演进

1983年，IBM推出首款个人电脑XT，其每秒400万次的计算能力使医疗设备的数据处理能力实现飞跃。以超声设备为例，传统B超设备主要依赖模拟信号处理，而数字化B超引入了数字波束形成技术，通过128通道并行处理的方式将图像分辨率提升至毫米级。日本阿洛卡公司1985年推出的SSD–630设备应用MOSFET功率器件，其设备功耗较前代降低了40%。医院能源管理也在1980—1995年初现雏形：1989年，梅奥诊所首次在放射科安装智能电表，通过监测CT、MRI设备的用电峰谷，将非高峰时段检查量提升25%；与之前相比，每年节电量高达18万千瓦时。

互联网技术的兴起为推动医疗设备进入互联时代提供了有力的支持。1998年，飞利浦推出的IntelliVue监护系统首次实现多设备数据联网。该系统的应用使中央工作站可同时监控20张病床的生命体征，不仅将护士的巡房频率降低50%，而且间接减少了医院走廊的照明能耗。2005年，美国InTouch Health公司推出的RP–7远程问诊机器人，更是将医疗设备的数字化发展推向了全新的高度。

RP-7 远程问诊机器人可以通过 Wi-Fi 网络帮助医生实现跨院区查房，将患者单次问诊的交通碳排放量减少约 4.6 千克（以 30 千米车程计算）。除此之外，2009 年，国际电工委员会（IEC）发布 60601-1-9 标准，要求设备制造商披露产品全生命周期碳排放数据，为推动医疗设备网络化与碳足迹管理、促进行业透明化注入了全新的动力。

随着深度学习算法在 2011—2020 年的不断突破，医院能源设备的数字化发展也逐渐进入认知智能阶段。联影医疗于 2017 年推出的 uAI 智能平台，通过卷积神经网络分析 CT 图像将肺结节的筛查效率提升至原来的 3 倍，并将单个病例的诊断耗电量从 1.2 度减少至 0.7 度。与此同时，清洁能源技术也开始与医疗领域深度整合：2016 年，比亚迪与西门子合作开发了太阳能急救车，车顶柔性光伏板面积达 6 平方米，日均发电量 4.5 千瓦时，可满足除颤仪、呼吸机等医疗设备全天候运行。2018 年，瑞典卡罗林斯卡大学医院将 MRI 液氦冷却系统与地源热泵连接，利用地下 15℃恒温水带走设备废热，每年可减少 320 万千瓦时的空调能耗。2020 年，美国斯坦福大学开发了一款压电鞋垫，通过行走步态发电可为糖尿病患者连续血糖监测仪提供 30% 的日常用电。

三、医院能源设备数字化的未来发展前景

结合当前全球医疗系统的实际运行情况来看，医院能源设备数字化将在“双碳”目标的驱动下呈现出多维突破性的发展趋势，其核心路径主要体现在能源供给清洁化、设备运行智能化以及全生命周期低碳化的深度融合。采用人工智能算法构建深度学习模型，可在优化能源分配的同时实时分析医院能源设备的用电特征。例如，通过收集分析 MRI 设备在液氦冷却阶段的瞬时功率波动数据，可以实现对设备的运行时序进行动态化调整使其与光伏发电曲线相匹配，从而将医院的日间检查能耗降低 30% 以上。清洁能源系统则高度集成于医疗场景，如在医疗建筑中采用光伏玻璃幕墙与建筑一体化设计，这样不但可以满足 DR 设备日均

12 小时的用电量，而且可以利用多余的电力能源为储能系统充电，从而构建出兼具自发自用和峰谷调节功能的能源网络。

微型化技术革命正重塑医疗设备的能源逻辑，在可穿戴监护仪中应用纳米级传感器与柔性电子技术，可以将设备的待机功耗减少至 0.5 毫瓦，同步搭载人体动能收集装置后，患者仅需佩戴其开展日常活动即可维持设备 72 小时续航，从而帮助该类设备彻底摆脱传统锂电池的污染负担。利用物联网技术构建的能源管理平台将实现跨设备协同运行。比如，利用 5G 网络通信技术在手术室的无影灯与麻醉机之间构建相应的联动控制系统，就可以将两种设备的工作状态进行同步，控制系统可根据设备的运行情况，通过自动关停非核心电路的方式将单台手术的综合能耗减少 18%。

循环经济模式是当前社会经济的主要发展方向，医疗领域作为社会经济系统中不可或缺的组成部分，其设备制造体系也势必重构。受益于 3D 打印技术的按需生产优势，在设备制造过程中应用该项技术可将 CT 机外壳等部件的材料消耗量减少 90%；而依托区块链技术赋能的碳足迹溯源系统，可精确计算每台超声设备从原材料开采到报废回收的全链碳排放，从而对设备制造商采用再生低碳材料起到良好的驱动作用。预计到 2030 年，具备能源自洽能力的智能医疗单元将普及至基层诊所，利用生物燃料电池与医疗废弃物供能系统实现“零外接电网”诊疗。

第三节 数字化转型对医疗机构运营的革命性影响

在“双碳”目标背景下，医疗机构的数字化转型已不再仅仅局限于技术升级的范畴，转而演变为一场经济模式重塑、社会关系重构、生态文明重建的系统性变革。这场变革的本质，是推动医疗机构从传统的“规模扩张型”发展转向“质量效益型”进化，在经济效益、社会公平与生态可持续的三重底线中实现动态平衡。

通过物联网、人工智能、区块链等技术的深度渗透，医疗机构的运营逻辑正在发生根本性的转变，进而形成了涵盖经济价值创造、社会公平保障与生态责任承担的新型发展模式。在“双碳”目标的指引下，未来的医疗机构将不再仅仅是单纯的疾病救治中心，将成为技术创新引擎、社会健康支点与生态治理的范本，并最终完成对构建“人类命运共同体”的完整诠释。

一、数字化转型对医疗机构运营的经济性影响

数字化转型通过资源整合与流程再造对医疗机构的经济运行逻辑进行了重构。传统运营模式下的医疗机构普遍面临运营成本高企、资源利用率低下、收入结构单一等诸多困难，而数字技术的系统化应用正在打破这些桎梏，为医疗机构实现降本增效和价值创新开辟出全新的路径。

在能源管理领域，智能监控系统的应用为医疗机构带来了显著经济效益。德国海德堡大学医院利用 6500 个传感器部署了能源物联网平台，该平台不仅可以实现实时采集医院建筑能耗数据，而且能够利用机器学习算法对各个医疗设备的运行模式进行优化升级。该能源物联网系统通过对 MRI 设备在非使用时段仍维持液氦制冷消耗的隐性能源浪费作出识别并进行动态化调节制冷功率的方式，使单台设备的年耗电量减少 18.7 万千瓦时，相当于节省电费支出 2.3 万欧元。更关键的是，该医院利用光伏发电系统与数字孪生技术构建起了“预测—调度—交易”智慧能源网络。该能源网络可根据外界环境的天气变化情况对电力能源进行合理整合，将晴天时段产生的过剩电力通过区块链平台直接售予周边社区。据统计，该医院于 2023 年通过这种全新的资源管理模式获得的额外收益高达 54 万欧元，并将运营成本占比由 28% 减少至 21%，从而在帮助医院节省电力成本的同时开辟出了能源服务新盈利点。

共享经济模式的出现彻底改变了医疗机构原本的资产利用逻辑。共享经济模式是一种新型的资源配置方式，其核心是以互联网技术为支撑建立数字化平台

对闲置资源进行合理整合，通过将使用权与所有权分离的方式将有偿使用权让渡给需求方。这种经济模式不仅可以确保供需双方实现高效匹配，而且可以在保证供给方收益的同时使需求方以低成本获得资源使用权。上海某三甲医院接入了搭载达·芬奇机器人手术系统的“云手术”平台，该平台能够将单台医疗设备的服务能力提升至原来的3倍以上。自“云手术”平台上线后，不仅该院的医疗设备采购成本锐减了3200万元，而且通过向基层医院输入远程手术服务增收了高达1500万元的技术服务费，从而在很大程度上缓解了该院的经济压力，为医院运营的可持续性创造了有利条件。波士顿咨询研究显示，截至2025年全球医疗设备共享市场的规模将达到470亿美元，随着医疗设备利用率的大幅度提高，医疗机构的资本性支出可减少25%~40%。此外，医疗设备共享不仅全方面提高了医疗资源的配置效率和医疗设备的利用效率，更是催生出了技术培训增值服务、手术能力标准化输出等多种新型的商业模式，从而为医疗机构实现降本增效提供了全新的路径。

从供应链的视角分析，将智能化技术应用于药品供应链的各个管理环节可以大幅提高药品库存管理精度与效率，从而有效解决药品库存积压和资金占用的问题，使原本被“冻结”在库存中的资金释放出来，大大提高医疗机构的现金流利用效率。人工智能驱动库存管理系统的出现，为推动药品供应链数字化转型起到了极大的促进作用。该系统属于一种以人工智能技术为基础、集合物联网技术和大数据分析技术等多种技术手段的数字化管理工具，通过智能预测库存全流程、动态优化库存水平以及自动化决策库存异常等应用优势，有效解决了传统库存管理模式存在的诸多问题，如管理精度较低、对人工经验的依赖程度较高以及库存积压严重等。美国梅奥诊所引入人工智能驱动库存管理系统后，利用该系统对10年内的诊疗数据与区域流行病学特征进行了系统性的分析，并以此为依据构建出了具有针对性的药品需求预测模型。至此，该诊所的抗肿瘤药物库存周转率由之前的每年4.2万次提升至7.5万次，积压过期药品数量减少82%，释放流动资金达8900万美元。药品供应链数字化转型更深远的影响体现在应急响应层面：

通过应用人工智能驱动库存系统对全球原料药价格的波动情况和物流组织情况进行实时追踪，可以提前对各类药品出现短缺作出预警，这样不但可以挽救更多患者的生命，而且能够帮助各大医疗机构有效避免因药品断供而产生经济损失。

二、数字化转型对医疗机构运营的社会性影响

据世界卫生组织《2023 年全民健康覆盖全球监测报告》，全球仍有半数人口无法获得最基本的医疗服务，其中发展中国家农村地区的医疗资源缺口尤为突出，而利用数字技术可实现医疗服务网络重构与医疗技术能力迁移，从而系统性地解决医疗资源分配不均、医疗服务存在空间阻隔等社会难题，为社会健康服务的公平性与可及性提供了良好的实践路径。

远程医疗网络的扩展显著扩大了偏远地区医疗服务的覆盖范围。澳大利亚皇家飞行医生服务（RFDS）利用搭载了 5G 会诊舱与便携式人工智能诊断设备的无人机，在 23 万平方千米荒漠区域部署了无人机医疗集群，将医疗急救响应时间从之前的平均 4.2 小时压缩至 28 分钟，为患者争取了更多宝贵的救治时间。据统计，截至 2023 年年底，昆士兰州心肌梗死患者的死亡率因此下降 31%，相当于每年挽救 460 条生命。除此之外，该无人机医疗集群的应用所产生的技术赋能效应，更是体现出了医疗机构数字化转型的社会价值：鉴于每架无人机均配备了人工智能辅助系统，可对患者的心电图数据进行自动化、智能化分析，为疾病诊断工作提供有力依据，因此医疗机构的运营效率和诊疗精度也随之大幅度提高。据统计，自该无人机医疗集群投放使用之后，当地基层卫生院对急性冠脉综合征的识别准确率由原来的 52% 提升至 89%，相当于为该地区新增了 23 名心内科医师的诊疗能力。由此可见，医疗机构数字化转型是推动医疗资源突破地理空间限制的重要途径，通过构建“城市专家 + 智能设备 + 基层人员”的新型医疗服务网络，不仅可以全面提高医疗机构的运行质量和效率，而且能够帮助更多偏远地区的人们获得优质的医疗服务，从而进一步增强医疗行业的社会效能。

在传统医疗体系中，医生的诊断水平、治疗水准是影响患者生命健康的主要因素，该体系下的决策生态多由医生主导，而人工智能技术的广泛普及则催生出了一种多中心协同的新型决策生态，对传统医疗体系下的权力坐标进行了颠覆性的重构。英国 Babylon Health 开发的人工智能健康管家 GP at Hand，通过整合可穿戴设备实时采集的 900 项生理指标、10 亿级临床文献库及区域流行病学热力图，将疾病预测的准确率提升至 92%。GP at Hand 所配置的算法在识别罕见病方面拥有极高的灵敏度，甚至可超越 85% 的全科医生。这种技术突破在发展中国家展现出的社会效益则更为显著。在肯尼亚马萨比特郡的试点中，GP at Hand 的智能分诊模块使糖尿病筛查的覆盖率从原有的 13% 跃升至 69%，基于风险预测模型开展的早期干预，使当地糖尿病患者的截肢风险降低 84%，成功逆转了该地区长达 20 年的糖尿病致残率上升曲线。而随着医疗人工智能的快速渗透，知识民主化进程俨然呈现出了裂变式的发展态势，为打破知识垄断、重塑医疗决策体系提供了良好的契机。南非林波波省乡镇医院部署的人工智能眼底影像诊断系统，通过构建强化学习框架网络开展实时指导与案例教学，使全科医生在 6 个月内累计完成 2.3 万例数字病理切片判读训练，将该院糖尿病视网膜病变的分期诊断准确率从 51% 提升至 91%。更值得关注的是，该系统创造的“数字孪生教学”模式，将约翰内斯堡眼科中心的诊疗经验编码为 1.2 万个决策节点，通过增强现实（AR）技术实现临床决策的“透明化带教”，为偏远地区的医生开展接诊工作提供了巨大的帮助。这种技术赋权效应不仅能够有效缓解偏远地区医疗专业人才短缺的压力，而且培育出了包含患者、人工智能、医生以及多学科团队的四维交互型诊疗模式，促使医疗过程由单向权威输出转向多方协同决策。除此之外，医疗场域中也逐渐孵化出了新型的权利结构：在我国深圳试点的“医智联”系统中，人工智能不仅承担着 47% 的初诊工作量，更是利用区块链技术构建出了系统化的诊疗证据链，使患者实现对每个医疗决策的溯源。巴西圣保罗大学的实证研究显示，与传统医疗决策模式下的患者相比，采用协同决策模式的慢性病患者的治疗依从性可提高 63%，医患纠纷发生率下降 41%。

三、数字化转型对医疗机构运营的生态性影响

在“双碳”目标的刚性约束下，医疗机构的可持续发展正经历革命性的转变。数字化转型可使医疗行业从以往的“污染末端”转向“生态中枢”演进，并构建起贯穿能源供给、废物处理、设备循环的全链条绿色发展体系。这种转型不仅体现在技术层面的革新，更意味着医疗机构运营模式的重构。据英国国家医疗服务体系（NHS）的研究，数字化改革可降低医疗机构 30% 的碳足迹，并同时使其运营效率提高 20%。

在能源供给维度，清洁能源系统的构建与应用，可帮助医疗机构大幅降低碳足迹。新加坡中央医院的“光伏建筑一体化”项目采用钙钛矿 / 晶硅叠层太阳能板，并创新性地在手术室 Low-E 玻璃幕墙中嵌入了光伏组件，以保证手术室洁净度为前提，可实现日均发电量 350 千瓦时，可满足 10 台达·芬奇手术机器人连续工作 12 小时的能耗需求。该项目的储能系统运用强化学习算法，可结合新加坡电力市场的实时电价波动情况达成在电价谷段充电、电价峰段放电的智能化调控效果，全年可为医院节省 38% 的电力成本，并减少燃煤发电碳排放 2100 吨。更具前瞻性的探索是柏林夏里特医院的“藻类碳捕获”系统，其核心是模块化光生物反应器阵列，利用手术室的排风系统捕获二氧化碳以培育富含 Omega-3 的三角褐指藻。不仅系统配备的光谱可调节 LED 光源，能够将光源波长精准控制在适宜藻类生长的 450~680 纳米，而且机器学习算法可以对培育藻类的营养液配方进行优化，因此，应用该系统可以使藻类的生长速率提高至传统培养的 2.7 倍，高纯度藻粉的年产量可达 1.8 吨。这些藻类制品可以用于住院患者的营养餐中替代 15% 的动物蛋白摄入，其残余生物质则可以通过厌氧发酵产生沼气，从而满足医院热水系统 12% 的能源需求。根据德国弗朗霍夫研究所测算，这种“碳捕获—生物制造—能源回收”的三级循环体系，能够将每台手术的碳足迹降低 18%，相当于每年中和 2200 辆汽车的尾气排放。

从废物处理的维度分析，能质转换技术为医疗废弃物处理开拓了全新的格局。

上海瑞金医院研发了等离子气化装置，可将 1 千克感染性纱布转化为 1.6 立方米富氢合成气，用于驱动微型燃气轮机发电 0.85 千瓦时。该装置每日可处理医疗废物 3 吨左右，年发电量已突破 100 万千瓦时，相当于该院检验科全年的用电量。而新加坡国立大学医院部署的智能微电网系统则是将等离子气化装置、光伏发电与储能设备进行数字协同，利用强化学习算法动态调节能源结构，使医院综合能源效率较传统模式提高 43%。当处理感染性织物产生的富氢合成气驱动微型燃气轮机时，数字孪生系统会同步模拟不同运行工况下的碳排放强度，并自动选择最优发电策略。这种智慧能源网络的碳减排效果已获 ISO 14064 认证，其经验正在被东京都立癌症中心等机构借鉴，形成跨国界的医疗机构数字化减碳方案。德国贝朗医疗集团开发的骨科植入物再生系统更是对医疗废弃物处理进行了更高层次的创新，借助人工智能材料分析算法，可对废弃后回收钛合金的晶体结构进行纳米级诊断，自动生成最优重熔方案。其 3D 打印工作站与慕尼黑工业大学的云端材料库实时交互，使废弃骨科器械经电弧炉重熔再生后，显微硬度波动范围从传统工艺的 ±15HV 缩小至 ±3HV，不仅将材料循环利用率提升至 92%，更通过数字化实现精准控制，使每千克钛合金再生的碳排放当量从 14.8 千克降至 1.7 千克，较传统冶炼工艺减少碳排放 89%。据国际能源署测算，若全球 15% 医疗机构采用此类技术，截至 2030 年可减少医疗废物填埋产生的甲烷排放 2800 万吨二氧化碳当量。

从设备循环的维度分析，在“双碳”目标的驱动下，医疗设备全生命周期碳管理体系的数字化转型正重构着整个医疗生态的价值链条。西门子医疗最新推出的 Revive CT 系列设备中内嵌了“数字护照”系统，采用区块链技术将 2000 多个零部件的碳足迹信息封装，成立不可篡改的智能合约，如原材料溯源、制造能耗、运输里程等。德国贝朗集团也运用了相同的思路开发出了医疗材料护照系统，已为超过 20 万件再生手术器械建立全生命周期碳账户，不仅实现了医疗设备全生命周期绿色管理，而且为欧盟即将实施的医疗产品碳边境税提供了具有可验证性的数据支撑。据 2025 年欧洲医疗设备循环经济试点数据，这种基于数字孪生的精准拆解模式使稀土资源消耗量降低 75%，再制造环节碳排放较传统因高温熔炼回收方式锐减 91%，相当于单个三级医院每年减少 380 吨二氧化碳当量排放。

医疗机构作为碳管理体系的终端节点，其运营模式也在数字化转型的驱动下发生了根本性转变。东京医科齿科大学附属医院部署的智能设备管理系统，通过 5G 边缘计算实时监测 MRI 设备的液氦挥发速率与电力负荷曲线，结合气象数据动态优化制冷系统能效，使单台设备年耗电量从 32 万度降至 19 万度。更关键的是，该院所构建的覆盖设备全生命周期的生态账户，能在设备核心部件到达理论寿命时自动调取制造商提供的数字孪生模型对其剩余价值展开评估，精确计算修复与更换设备的碳成本差异。这种“生产端降耗—使用端优化—回收端再生”的数字化闭环，已使医疗设备全生命周期碳强度整体下降 67%，并已成为为医疗机构进行碳资产交易的可靠数据支撑。中国疾控中心最新研究表明，若全国三级医院均部署此类系统，到 2030 年可形成相当于种植 1.2 亿棵冷杉的碳汇能力，这种数字化转型带来的生态效益，正在将医疗机构从单纯的碳排放源转化为绿色经济的关键节点，从而推动整个医疗体系向“产品即服务”的生态型商业模式转型升级。

第三章

国内外医院能源设备数字化转型现状对比

医院能源设备作为保障医疗体系稳定运行的重要支撑，其能源消耗效率直接影响医疗机构的运营成本和碳减排进程，数字化转型已成为医疗领域能源设备优化升级的必然选择，而全球医疗产业的竞争格局也将因此发生巨大的改变。

第一节　国外医院能源设备数字化转型现状

在全球气候变化危机加剧的紧迫形势下，医疗行业作为能源消耗的重要领域，其设备数字化转型已成为实现节能降碳的关键路径。发达国家凭借技术积累、政策引导和市场机制的协同作用，在医院能源设备数字化升级方面取得了较为显著的进展，但与此同时，转型过程中也暴露出了成本压力、区域差异和历史负担等问题，对国外医院能源设备的数字化转型发起了新的挑战。

技术革新为医院能源设备节能降碳提供了核心驱动力。德国西门子医疗研发的 Eco-Mode 智能调控系统，可以实时感知手术室的使用状态，对手术室内的空气净化等级和照明强度进行动态化调整。在慕尼黑大学附属医院的实际应用中，Eco-Mode 智能调控系统可以将层流手术室非高峰时段的能耗降低至常规模式的 28%，年度减少的二氧化碳排放量相当于 12 公顷森林的固碳能力。美国通用电气医疗推出的 Predix 能源优化平台，利用数字孪生技术构建出了 CT 设备的虚拟镜像，并通过机器学习算法对设备的扫描参数配置进行优化，使纽约长老会医院的 CT 设备单位检查能耗下降 19%，同时将设备非运行阶段的待机功耗控制在 5 瓦以内。日本日立公司开发的医疗设备余热回收系统，能够将 MRI 设备冷却过程中产生的废热转化为病房的供暖能源，该项技术现已应用于东京国立癌症研究中心，使医疗建筑的整体供热能耗减少 23%，可谓成效显著。

政策体系的构建为国外医院能源设备的数字化转型提供了良好的制度保障。欧盟实施的《医疗设备绿色采购标准》明确要求，截至 2025 年，成员国公立医院所采购的 CT、MRI 等大型医疗设备必须配备智能能耗管理系统。在该项政策的推动下，飞利浦医疗在荷兰乌得勒支大学医学中心部署了智能电源管理系统，使设备供电效率提高至 98%，年度节电量相当于减少 160 吨标准煤消耗。美国政府通过《清洁能源法案》设立专项补贴，资助梅奥诊所建立医疗设备能耗数字监测平台，该平台整合了院内 8600 台设备的实时用能数据，通过建立异常耗能预警系统实时监控各类设备的运行情况，每年可通过提前预警避免 12% 的能源浪费。英国国家医疗服务体系（NHS）推行的碳足迹认证制度，强制要求医疗设备供应商提供设备全生命周期的碳排放数据，促使西门子医疗改进直线加速器的生产工艺，单台设备生产环节的碳排放量较改造前下降 34%。

成熟的市场机制加速了数字化技术在国外医院能源设备的成果转化。北美地区形成的医疗设备节能服务市场，催生出创新的能源绩效合约模式。波士顿医疗集团与施耐德电气签订的 10 年期能源管理协议，由服务商投资建设智能配电系统，通过节约的电费分期回收成本，这种模式使医院放射科设备群年度能耗降低 22%，同时规避了高达 300 万美元的初期改造投入。日本建立的医疗设备共享服务平台可利用物联网技术对区域间医疗机构现有的设备资源配置加以优化配置，横滨市立医院通过该平台将闲置的超声设备利用率提升 40%，并在很大程度上减少了设备重复采购导致的能源消耗和碳排放。受惠于欧洲碳交易市场机制的完善性，欧洲医疗机构得以将设备节能改造产生的碳配额转化为相应经济收益，柏林夏里特医学院通过部署智能能源监控系统、开发人工智能辅助扫描协议、构建虚拟影像写作平台等核心技术改造的方式，将 PET-CT 设备的无效待机时长减少了 42%，将单次设备扫描能耗由原本的 18.3 千瓦时降至 12.7 千瓦时，并实现了每年节约制冷系统耗电量 89 兆瓦时。经德国技术监督协会认证，该院于 2022—

2023 年履约周期内累计产生 3850 吨碳配额。在此基础上，该院经由欧洲能源交易所的拍卖机制以均价 82 欧元 / 吨出售碳信用，成功获得 31.57 万欧元的经济效益。这笔碳信用收入相当于 PET–CT 设备更新成本的 18%，显著缓解了医院固定资产的投入压力。

虽然发达国家医院能源设备数字化转型在技术、政策和市场等方面具备一定的发展优势，但是随着转型进程的不断深入，转型成本过高、区域发展不平衡以及老旧设备等问题也逐渐显现。高昂的转型成本是制约发达国家医院能源设备数字化转型的首要因素。慕尼黑工业大学附属医院在实施全院级设备数字化改造时发现，为单台 MRI 设备加装智能监控模块的费用就高达 2.3 万欧元，相当于设备原本经济价值的 12%。在法国巴黎公立医院集团的节能改造评估中发现，若要实现设备能耗降低 30% 的目标，需要投入相当于年度能源支出 2.6 倍的前期成本，投资回收周期长达 7.8 年。由此可见，医院能源设备数字化转型需要投入高昂的经济成本，而这种巨大的成本压力则是大多数中小型医疗机构改造意愿不足的主要原因。据意大利医疗机构联合会调查，在员工规模小于 200 人的私立医院中，完成基础设备数字化升级的医院占比仅有 28%。

医疗资源区域发展失衡进一步加剧了医院能源设备数字化转型的技术扩散壁垒。西欧发达经济体凭借资金优势和技术积累在医院能源设备数字化转型进程中占据主导地位。据能源署数据，西欧国家三级医院高端医疗设备的智能控制系统安装率已达 79%，而东欧地区受限于年均不足西欧 1/3 的医疗数字化投入，其智能控制系统的安装率仅为 34%。这种技术性差距在设备互联互通方面显得尤为明显：波兰华沙中心医院同时使用了 3 款不同的 CT 设备，由于不同 CT 设备的接口标准不统一，在西门子设备产生的 47 项能耗特征值中仅有 28 项能被中央监测系统解析，而东软设备因采用私有化通信协议，其关键功耗数据则完全无法被系统采集。如此碎片化的数据生态，不仅导致该院能源管理平台的有效数据采集率仅为 63%，更是直接致使其年度节能潜力评估误差值高达 ±19%。与发达国家相比，发展中国家面临的医疗数字化鸿沟更为复杂。据印度孟买公立医院的调研，因缺乏稳定的电力供应和完善的网络基础设施，当地医院 64% 的数字化控能设备不但无法发挥出其原本的设计效能，反而将医院的维护能耗提升了 7%。世界银行在 2023 年医疗数字化评估报告中指出，类似问题会导致发展中国家医疗设备数字化改造的实际节能效果普遍低于预期值的 32%~47%，部分改造项目甚至会出现能耗不增反降的异常现象，对全球医疗领域碳减排进程造成严重的阻碍。

虽然老旧设备改造是实现医疗数字化的关键路径之一，但是由于医疗老旧设备的硬件架构具有不同程度的改造限制性且通信协议滞后，在改造过程中频繁遭遇技术适配难题。英国国家医疗服务体系（NHS）于 2023 年发布的《医疗设备可持续性评估报告》中指出，在使用年限超过 10 年的医疗设备中，有 58% 的设备受主板总线架构过时、处理器算力低下等硬件限制无法加装智能监测模块。伦敦皇家医院在改造 1998 年投入使用的伽马刀设备时，因老旧设备的硬件限制不得不额外投入 47 万英镑用于定制开发专用数据的采集装置，直接导致改造成本达到新设备采购价的 83%，严重削弱了该院后续 3 年内的设备更新预算空间。据美国医疗设备翻新协会的研究，针对全美 23 个州的 426 台 2005 年前生产的超声设备进行数字化节能改造后，其故障率比同期采购的新设备高出 2.3 倍，并且维护能耗也增加 18%。这种技术代差不仅对医院能源设备数字化转型造成了制约，而且在全球范围内产生了显著的碳减排迟滞效应。根据国际医疗设备碳足迹数据库的 2023 年统计数据，现存的老旧 CT 设备单台年均碳排放量可达新型智能设备的 1.73 倍。

结合国外发达国家与发展中国家医院能源设备数字化转型的现状分析可以看出，数字化转型正在重塑全球医疗服务的可持续性发展格局。虽然技术创新与政策支持的协同效应显著提高了医院能源设备的能效水平，但成本约束、区域差异和技术矛盾等问题也逐渐凸显，既需要全球医疗产业协同创新，也需要国际社会在技术标准化、资金支持机制和知识共享平台建设方面加强协作，以便尽早脱离当前面临的各种转型困境。

第二节　国内医院能源设备数字化转型现状

在全球医疗体系加速向低碳化、智能化转型的背景下，我国医院能源设备数字化转型呈现出了鲜明的时代特征。作为全球最大的发展中国家，我国在政策体系构建、市场规模驱动和后发技术跃迁等方面展现出了独特的优势。但是由于我国在科技教育水平方面仍与发达国家存在较大的差距，在数字化转型过程中也暴露出了的核心技术自主化程度较低、缺乏健全的标准体系、复合型人才储备不足等结构性矛盾，因此我国医院能源设备数字化转型正处于机遇与挑战并存的局面，这既反映出了我国医院能源设备产业转型升级的阶段性特征，也深刻映射出“双碳”目标下医疗领域节能减排的复杂现实。

一、我国医院能源设备数字化转型的优势

（一）政策体系构建方面

强大的政策驱动力是我国医院能源设备数字化转型的显著优势。从我国政府层面来看，自 2020 年“双碳”目标提出以来，《“十四五”医疗装备产业发展规划》《国务院办公厅关于推动公立医院高质量发展的意见》等纲领性文件明确将医疗设备能效提升纳入三级公立医院绩效考核体系。在国家卫生健康委 2022 年启动的“医疗新基建”工程中，专门设立 23 亿元专项资金用于支持医用直线加速器、CT 等大型设备实施智能化节能改造。在地方政府层面，深圳市率先实施“医疗设备数字化改造补贴”，对加装智能能源管理模块的设备最高可给予 30% 的购置补贴。这种政策组合拳产生了良好的带动效应，以联影医疗为例，其 2023 年推出的 uAI 智能 CT 系统利用深度学习算法对原有的扫描流程进行优化，使单台设备的年耗电量较传统机型下降 18%，目前已在全国 127 家三甲医院内完成部署。政策驱动的市场导向作用在基层医疗领域更为突出，贵州省于 2021 年启动的“县

域医疗设备数字化提升工程”，通过构建“财政补贴 + 技术包供应 + 运维服务”三位一体的政策框架，有效破解了基层医疗设备能效升级面临的资金欠缺问题，省级财政设立 3.2 亿元专项资金按照改造成本 60% 的直接补贴和 20% 绩效奖励补贴的方式，分批支持 412 家县级医院完成 DR 设备数字化改造，使设备的待机能耗降低 43%。这种政策驱动的市场机制创新为医疗机构自身和社会整体都带来了极大的利好。对于医疗机构而言，设备数字化转型不仅能够节约大量的维护成本，而且可以通过提高设备运行效率、减少设备故障率等方式提高医疗机构整体的运营效能。毕节市某县医院完成数字化改造后的设备日均检查量由改造前的 32 人次提高至 58 人次，同时因待机损耗降低和设备故障率下降，单台设备的年运维成本减少 3.7 万元，约等于全院年度设备维护预算的 19%。从社会效益的视角来看，“县域医疗设备数字化提升工程”通过嵌入远程诊断功能模块的改造方式，使基层医院 DR 影像传输至三甲医院会诊的平均响应时间从 6.2 小时压缩至 47 分钟，而全省基层医疗 DR 设备群的年耗电量也减少了 1.17 亿千万时，在推动全省县域内的骨科手术量同比增长 23% 的同时，减少了 9.3 万吨二氧化碳排放量，为实现医疗资源均等化和区域低碳发展协同推进作出了巨大的贡献。

（二）市场规模驱动方面

我国庞大的医疗设备市场规模为驱动设备数字化转型提供了有利条件，这种量级优势具体体现在存量设备的梯度更新需求较高、应用场景多样化以及市场反馈即时修正能力强这三个方面。据国家药监局 2024 年的最新统计，全国医疗机构现役的 CT、MRI、DSA 等 10 类大型医疗设备总量已达到 7.8 万台，其中使用年限在 5~10 年的中期设备占比为 41%，使用年限超过 10 年的老旧设备占比为 19%，设备年龄结构呈现出明显的阶梯式分布特点，既为我国医院能源设备数字化转型开拓了具有持续性的技术升级需求窗口，也为其转型进程的深入推进提供了充足的验证样本。更重要的是，由于基层医疗设备的工况较为特殊，电压波动频次可达城市医院的 3.2 倍，日均开机时长较三甲医院高出 47%，而基层医疗机构的设备基数占比又高达 63%，因此，为保障基层医疗设备的运行效果，医疗企业不得不开发出基于冗余设计的能源管理系统。例如，珠海和佳医疗针对县域医院研发出了智能电源补偿装置，通过内置超级电容组的方式，将瞬时断电保护时间缩短至 20 毫秒，并可适配全国 89% 的基层在用 CT 设备。

医疗设备使用基数的规模效应对我国医院能源设备数字化转型的技术更新起到了显著的加速作用。我国拥有 3.2 万家二级以上的医疗机构，由这些医疗机构共同组成的差异化应用场景，不仅为设备数字化转型的技术创新提供了海量的数据支撑，而且使新技术的可靠性验证周期压缩至国际平均水平的 60%，从而在极大程度上推动了我国医院能源设备的转型速度。以 DR 设备的智能休眠系统为例，利用算法模型对华东、华南地区不同气候条件下的 12.6 万台次设备的运行数据进行分析，构建出了包含 9 种电源模块、27 种环境参数的能耗预测模型，使设备待机能耗从实验室条件下的 35% 提升至实际应用中的 28%，且保证了改造后设备运行的稳定性。也正是受益于这种实时反馈机制，深圳安科医院以超过 500 家医院的设备运行数据为基础，对液氦回收系统进行迭代，在短短 3 年内就完成了 7 代升级，使磁体保冷周期由 9 个月延长至 22 个月，单台设备制冷能耗降低 1.7 万度。

在市场规模的纵深优势下，医院能源设备数字化转型进程中还衍生出了具有中国特色的技术路径。除了在欧美市场广泛应用的单体设备效能提升技术路线，我国以自身 82% 的设备联网率作为数字化基础，设计出了系统化的能源优化方案。例如，江苏省采用基于省级医疗设备管理平台的负荷聚合调控技术构建了动态优先级调控模型，该模型中实时接入了省内 427 家医院的 1.2 万台大型设备的运行数据，当处于电网负荷高峰时段时，调控模型可以实现自动延迟非紧急设备的检查任务，从而将全省医疗系统的尖峰用电负荷减少 19%。这种系统化的创新在乡镇卫生院场景下的应用成效更为显著：云南省实施的“光伏 + 医疗设备”智能微网项目通过分析 1.4 万次设备启停数据，对原有的储能配置进行优化升级，使偏远地区的超声仪、生化分析仪等设备的可再生能源供电占比提升至 61%，不仅在很大程度上缓解了偏远地区的用电压力，更是将医疗设备的碳排放量减少为传统柴油发电模式的73%。我国基于规模优势转化的医疗数字化转型技术红利，正逐渐在世界范围内形成良性循环，截至2023年国产医疗设备能效管理解决方案的出口额同比增长217%，其中利用我国医疗场景开发的群控节能系统已广泛应用于东南亚6国的医疗园区。

（三）后发技术跃迁方面

由于发达国家的医疗能源管理系统普遍形成于20世纪末的模拟电路时代，其技术构架存在较高程度的路径依赖，而我国是在物联网、5G通信等数字化技术较为成熟的时期完成的大规模设备更新，因此相较于发达国家，我国医院能源设备的数字化转型具备直接采用最新技术手段的先天条件，再加之我国的医疗设备市场具有高成长性特征，在技术创新方面也具备快速规模化应用验证的良好基础。此外，国际社会在医疗设备碳足迹管理领域至今尚未形成相对统一的标准，也为我国建立医院能源设备数字化转型的自主技术体系预留出了充足的战略空间。结合上述种种可以看出，我国医院能源设备数字化转型具有较为突出的后发优势，且该优势核心在于精准把握全球医疗设备数字化转型技术的演进路径与构建差异化创新能力。医疗设备智能运维系统的渗透率指标正是验证这种后发优势的典型例证。截至目前，国产医疗设备的远程监测功能装机率已高达78%，比欧美市场的平均水平高出45%，且系统迭代周期已缩短至8个月，远超国际同行迭代速度的40%。

从实践层面来看，我国医疗设备产业通过构建“数字化基座+场景化创新”的双轮驱动发展模式，将我国医院能源设备数字化转型的后发优势转化为技术性突破成果。首先，依托国家新基建工程，在5G网络覆盖率达89%的县级医院中率先建立了设备物联平台，对CT、MRI等大型设备的运行参数进行毫秒级采集，利用这种全域数据获取能力将人工智能算法的训练效率提高了3倍以上。其次，针对基层医疗机构供电不稳的困境，我国创新性地开发出了“硬件解耦+软件定义”的改造方案，通过加装智能电源适配器与边缘计算网关的方式，将生产于1995—2010年的X光机等设备的数字化改造成本降低至采购新设备的32%，并同时提升了 17% 的设备能效。最后，也是更为重要的，在“双碳”目标牵引下形成的系统性创新机制为医疗机构、设备厂商以及能源企业形成技术联盟提供了契机，使数字化转型过程中的设备群控节能、可再生能源并网等复合型难题得以被逐一攻破。这种多方协同创新的转型路径在区域级医疗中心更是取得了显著的成效。华中某省级医院通过建立集成设备用能数据与建筑能源管理系统，使 CT 机房的空调系统与设备运行系统实现智能联动，将医院整体能耗减少 28%。在清洁能源领域，上海联影将光伏储能系统与 PET–CT 设备的供电网络进行深度整合，开发出了全新的“绿电优先”供电模式，当储能系统处于电量充足状态时便会自动切换为清洁能源供电，使单台设备的年碳排放量减少 4.2 吨。更值得关注的是，我国在医疗设备全生命周期碳足迹管理领域已形成了自主技术体系，由威高集团开发的医疗耗材碳核算系统利用区块链技术实现了从医疗设备原材料采购到临床使用的全程能耗追踪，其核算精度已达到国家标准化组织的标准要求。

后发优势为我国医院能源设备数字化水平的跨越式提高起到了极大的推动作用。据悉，截至目前，国产医院能源设备的单位检查能耗较 2015 年下降 41%，智能运维系统故障预警准确率高达 92%，核心指标已超越国际同类产品。在市场结构方面，2023 年国产医院能源设备在县域医疗市场的占有率由 2018 年的 37% 上升至 68%，其中配备数字化能效管理模块的设备占比高达 83%。在环境效益方面，据生态环境部 2023 年统计数据，医疗设备领域通过数字化转型达到的年碳减排量为 1270 万吨，占全国医疗卫生系统总碳减排量的 39%。除此之外，这种转型红利也已逐步向产业链上下游延伸，国产医疗设备专用的碳化硅功率器件、高精度传感器等配套产业在近 3 年内的复合增长率已达到 57%，形成了良性循环的技术生态。当前，我国在医疗设备能源管理领域提交的 PTC 国际专利申请量已占全球总量的 29%，其中基于海量差异化场景下设备运行数据构建的能耗预测模型、多能互补系统优化算法等原创技术，已借助“一带一路”医疗合作项目输出至东南亚、非洲等地区，这不仅是我国医院能源设备数字化转型的重要成果，更标志着我国已由技术追随者逐渐转变为规则制定者。

二、我国医院能源设备数字化转型的短板

尽管我国医院能源设备在数字化转型中具备政策推动力度大、市场迭代快等诸多优势，但是结合转型的实际情况来看，也暴露出了核心技术的进口依赖度高、标准化建设滞后以及复合型人才短缺等诸多短板，对数字化转型进程的持续推进造成了严重的阻碍。

（一）核心技术的进口依赖度高

核心技术依赖进口是医院能源设备数字化转型过程中最大的制约性因素，其产生原因可归结为多重历史性、结构性和系统性矛盾的叠加作用，主要体现在产业生态、市场环境和创新机制三个维度。从投入结构的视角分析，“重应用轻基础”是大部分企业使用的投入模式。据悉，2024 年我国医疗设备行业在基础材料研发方面的投入仅占企业研发总支出的 12%，比国际龙头企业的投入低了 25%；在半导体领域，设备采购经费与基础研究投入的比例为 9∶1，经费投入比严重失衡导致核心工艺因缺乏理论支撑而难以深入开发。在基础研究经费占比长期远低于应用研究的影响下，大部分国产替代品只能停留在逆向工程阶段，无法在原创性技术方面有所突破。从产业链的视角分析，由于我国装备制造企业与上游材料供应商之间存在一定程度的技术代际差，国内半导体设备厂商使用的真空泵轴承材料有 60% 仍旧依赖进口，故设备能效提升方面一直深受制约。由于产学研转化机制不够健全，即便是高校研发出了在实验室条件下运行效率可达 98% 的医用碳化硅功率器件，却仍然缺乏中试平台而导致该器件的产业化进程停滞了 5 年。除此之外，受制于装备制造、软件开发和能源系统的技术标准体系尚未贯通，虽然国产 CT 滑环系统已突破技术瓶颈，但是由于该系统的电磁兼容指标未被国际认证体系采纳，只能被迫增加滤波模块致使设备能耗提升 7%。

从市场环境的视角分析，下游应用端对国产设备存在的“性能歧视”和跨国企业构建的技术壁垒都对我国医院能源设备数字化转型的核心技术发展路径造成挤压。三甲医院采购招标时普遍会要求进口部件占比不低于 65%，国产设备的装

机量远低于进口设备，这种市场偏好不仅严重压缩了我国医院能源设备的生存空间，而且会导致国产设备数据积累缓慢，进而致使核心技术因无法获得充足的临床数据样本而难以进展。据悉，某国产 MRI 设备因临床数据样本量仅为进口设备的 18%，其算法优化速度较同类产品滞后 40%。专利是跨国企业布局医院能源设备数字化转型技术壁垒的关键要素，CT 球管领域目前已形成了包含 2.3 万项专利的技术“保护网”，致使国产替代产品面临高昂的专利许可成本。从创新机制的视角分析，截至目前国际技术迭代周期已从 5 年缩短至 3 年，但是我国的关键技术从实验室到量产的平均周期仍旧需要 54 个月，这就意味着我国的数字化转型技术追赶时间窗口正在不断收缩，对其现有的技术创新机制发起了不小的挑战。在半导体领域，海外龙头企业的研发投入强度可达 22%，国内企业的平均水平却仅为 15%，在此投入差距的影响下，规格在 14 纳米以下的制程设备的关键组件国产化率不足 7%。

除了硬件层面的技术依赖，我国对进口软件技术的依赖程度也不容忽视。目前在国内医院普遍使用的能源管理系统中，有 70% 以上的核心算法模块来自德国西门子能源管理平台。据某三甲医院的实时数据，与进口系统相比，使用国产控制系统的大型放射设备的单位检查能耗增加了 22%。这种技术差距不仅体现在设备的运行能效方面，更是直接反映到了碳排放指标上。据中国医学装备协会测算指出，进口核心部件导致的额外能耗会导致国产医疗设备全生命周期碳强度比国际先进水平高出 18%~25%。

核心技术受制于人产生的负面影响使我国医院能源设备的数字化转型不得不面对涵盖了经济、行业以及生态环境等方面的复合型挑战。在经济层面，对进口的过度依赖直接导致设备全生命周期成本大幅提高。以省级三甲医院的典型配置为例，进口高压发生器的维护费用在设备总成本中的占比高达 37%，比国产部件高出 18 个百分点，这种隐性成本最终转为医疗系统的经济负担，对医疗机构的长远经营造成了不小的阻碍。在“双碳”目标的背景中，技术差距带来的能效损失更为突出，不仅设备运行成本居高不下，其碳减排效果也与“双碳”目标的要求相差甚远。在行业发展层面，关键技术依赖进口的现象也对医疗产业的升级速度造成了严重的阻滞。在高端 PET–CT 设备领域，国内企业一直无法突破进口光电倍增管的时间分辨率限制，设备扫描速度比国际竞品慢 40%，直接导致医疗机构的接诊效率受到负面影响。

（二）标准化建设滞后

标准化建设滞后对我国医院能源设备数字化转型的制约主要体现在系统效能方面。我国医疗设备能源管理领域存在多重标准体系并行现象。浙江省某省级医院在建设智慧能源管理平台时，不同厂商设备的数据接口协议不兼容，导致 CT 设备能耗数据的采集完整率仅为 78%，而 DR 设备的动态功率参数则完全缺失，进而致使智慧能源管理平台无法充分发挥出自身的优势作用。医院能源设备标准化建设中更深层次的问题在于基础标准的缺失。我国目前尚未建立医疗设备碳足迹核算的强制性标准，直接导致企业能效声明缺乏可比性与可信度。这种标准化不健全的代价在设备更新中尤为明显。深圳市人民医院于 2023 年更换的数字化手术室设备因能源管理系统与既有的建筑 BA 系统协议不兼容，导致其智能照明系统的节能功能直接失效，不但无法达成预期的节能减排效果，还额外增加了 86 万元年度电费支出。更值得注意的是，标准化建设不足而导致的技术标准制定权的缺失使国产设备不得不面临各种“认证困境”。目前，全球 83% 的医疗设备能效认证标准均由欧美国家主导，这无疑进一步加剧了国产医院能源设备的转型压力。

（三）复合型人才短缺

人才结构性短缺成为我国医院能源设备数字化转型的瓶颈。医院能源设备数字化转型需要大量的复合型人才作为关键支撑。据教育部统计，同时具备临床医学、能源管理和数据科学知识的交叉学科人才，全国存量不足 2000 人。随着数字化进程的加快推进，不仅人才短缺问题越来越明显，人才缺口也在持续扩大。复合型人才需求之大在技术创新端表现得尤为突出。上海某医疗设备企业的智能运维系统开发项目，因缺乏既懂 CT 成像原理又熟悉能源调度的系统架构师，研发周期不得不延长 14 个月。在应用端，国家卫生健康委的调查表明，因全国三级医院中能够熟练操作设备能源管理系统的工程师占比不足 35%，该管理系统中的大量智能功能无法获得有效应用，只能沦为摆设。人才培养体系的脱节进一步加剧了复合型人才与数字化转型的供需矛盾。在当前高校的专业设置中，医疗设备与能源管理的学科交叉课程的覆盖率不足 5%，直接导致大量毕业生无法应对实际工作中的系统集成挑战。这种人才困境严重阻滞了我国医院能源设备的数字化转型步伐。北京市属医院联合实施的设备节能改造项目就因技术团队能力不足，使预订 3 年完成的改造计划延期至第 5 年才实现基础功能落地。

在“双碳”目标持续推进的宏观背景下，我国医院能源设备数字化转型既面临着历史性的机遇，也需要正视现实挑战。虽然政策体系的有力引导、市场规模的天然优势和特定领域的技术突破为我国医疗行业转型升级奠定了坚实基础，但核心技术“卡脖子”的困境、标准体系的缺失和人才供给的结构性矛盾，仍是制约医疗设备节能减排效能的关键因素。这种矛盾与统一的发展格局，既要求我国继续发挥制度优势巩固既有成果，又需要通过技术与制度的双重创新破解深层障碍，以达成医院能源设备数字化转型与碳减排目标的协同共进。

第四章

医院能源设备数字化转型的内外驱动因素

第一节　政策环境变化对医院能源设备数字化转型的驱动

我国经济发展进入新常态，传统产业转型升级成为必然趋势。在此背景下，国家层面持续加强数字经济战略部署，形成系统性政策支撑体系：2016 年启动的“十三五”规划创造性提出“互联网 +”行动计划，着力推动数字技术与实体经济的深度融合，为产业智能化改造提供了明确路径；2017 年国务院《关于深化“互联网 + 先进制造业”发展工业互联网的指导意见》的颁布，则从基础设施层面构筑起数字化转型的底层架构；至 2021 年，“十四五”规划更是将数字产业化提升至战略高度，聚焦关键核心技术的自主创新突破，通过技术攻关有效降低企业转型门槛。这一系列政策组合拳不仅构建起“宏观战略—中观规划—微观落地”的完整政策框架，更通过技术创新与制度创新的双轮驱动，为传统产业数字化转型打造了多维度的赋能生态。

在“双碳”目标顶层设计中，始终将构建新型能源体系置于关键地位，系统性部署产业结构深度调整与绿色生产方式变革。值得关注的是，2022 年颁布的《关于完善能源绿色低碳转型体制机制和政策措施的意见》创新性地提出双重驱动路径：既要求深化电力系统数字化基座建设，又强调推动 5G、人工智能等新一代信息技术与能源全要素的范式融合。这种政策组合拳为电力行业构建起战略性制度框架，不仅锚定数字化赋能路径，更通过智能电网优化、碳排放精准计量等创新应用场景，驱动产业向清洁低碳、安全高效的能源互联网形态加速演进。

基于此，医院能源设备行业涌现出了不少创新实践，如智能 CT 机的云端影像诊断系统与光伏电站的数字化运维平台共享数据加密技术，手术机器人的精准控制系统与储能设备的智能调度模块采用同源算法架构等。这种跨领域的协同创新在国家、地方有关数字经济发展战略框架下获得加速，政策文件提出要构建支撑医院能源设备全生命周期管理的数字基座，推动 MRI 设备等大型医疗装备与智能电网终端设备在边缘计算、数字孪生等关键技术上的协同攻关。

绿色低碳转型政策为医院能源设备数字化转型开辟了多重价值提升通道。在《关于完善能源绿色低碳转型体制机制和政策措施的意见》的驱动下，医疗影像设备的能耗优化革命悄然上演：数字化 X 光机通过接入建筑能源管理系统实现错峰运行，PET-CT 设备与区域微电网的智能互动使检查科室的碳排放降低 25%。这种政策导向下的技术创新也为医疗救治工作与能源供给实现协同推进提供了良好的数字化解决方案，如对超声诊断仪与充电桩设备采用模块化电源设计，为呼吸机与配电变压器构建智能监控系统共享物联网协议等。这些方案不仅能够大幅提高医疗设备的运行能效，而且可以实现设备全生命周期管理，从而在保障医疗救治工作成效的同时有效控制设备能耗，将医疗设备的应用价值最大化。

在“十四五”规划强调的核心技术突破浪潮中，医院能源设备的数字化转型呈现出深度交织的特征。国家重大科技专项支持的高端医疗装备国产化项目已成功将核电站数字化控制系统中的容错机制移植到放射治疗设备中应用，使质子治疗仪的运行稳定性提升 40%。除此之外，无论是基于智能电表的时钟同步技术被创新应用于心脏监护仪的时间序列数据分析之中，还是将储能电池的健康评估算法改良后用于医疗设备电源系统的寿命预测，都进一步拓宽了医院能源设备数字化的转型路径，这种政策支持下的技术要素跨行业流动现象，为实现医疗诊断精度与能源供给可靠性同步提升起到了极大的推动作用。

“双碳”目标与政策工具持续释放的协同效应为医院能源设备数字化转型提供了源源不断的动力。工业和信息化部推动建立的医疗设备碳足迹管理体系，与能源行业数字化碳计量标准形成制度衔接，部分领军企业开发的医疗能源一体化系统，将核医学设备的辐射屏蔽数据接入区域能源调度中心，使诊疗设备的运行时段自动匹配清洁能源发电曲线，这种跨界融合使三甲医院的综合能耗强度较传统模式下降 18.3%。

当前政策环境的叠加效应正纵向强化医院能源设备的数字化转型深度，从数字化手术室的智慧能源管理系统到风电场的设备健康监测云平台，从远程医疗会诊终端的边缘计算模块到储能电站的故障预测模型，医院能源设备数字化转型在政策的催化下已与多个行业领域形成了共生共荣的创新生态。随着产业互联网平台的日趋完善，医院能源设备将加速向智能感知、自主决策、跨网协同的更高形态演进，为构建安全高效、清洁低碳的现代化医疗基础设施体系提供关键支撑。

第二节　技术创新对医院能源设备数字化转型的驱动

数字化转型进程的深入推进必须以持续的技术创新为基石，新兴技术集群的迭代发展正通过多维赋能为各个行业企业的转型实践注入核心动力与系统性支撑。在技术变革加速的产业环境下，企业需要构建动态化的技术监测体系，敏锐捕捉人工智能、区块链、云计算、物联网等前沿技术领域的突破性进展，通过技术集成应用与二次创新突破传统业务框架的局限性。这种技术驱动型创新不仅体现在产品和服务的数字化重构层面，更贯穿运营流程的智能化再造、商业模式的平台化转型以及组织架构的敏捷化重塑全过程，以便形成技术赋能与管理变革的协同演进机制。

具体而言，技术创新体系通过五大维度构建出了数字化转型的支撑框架：在基础设施层面，构筑弹性可扩展的云网端协同架构，为海量数据流转与算力调度提供底层支撑；在市场拓展层面，培育以数据要素为驱动的精准营销能力，通过用户画像建模与场景化服务创新开辟增量市场空间；在智能升级层面，部署机器学习算法与自动化控制模块，提高生产运营效率与决策响应速度；在安全防护层面，构建基于零信任架构的立体化防御体系，确保数字化转型进程中的网络安全与数据合规；在业务创新层面，则催化出平台化运营、订阅式服务等新兴业态，推动企业价值创造模式向生态化方向演进。这种全方位的技术赋能效应，可以引导企业突破数字化转型过程中面临的技术瓶颈与组织惯性，从而助力企业实现可持续的数字化能力跃迁。

对于医院能源设备而言，技术创新对其数字化转型提供的支持具体表现如下。

技术创新正通过云计算、大数据和人工智能构建起医院能源设备数字化转型的底层架构，推动设备向智能化、精准化的方向不断演进。以云计算为基础构建的分布式算力网络，使医疗影像设备集群突破单机算力限制。例如，西门子医疗推出的智能 CT 协同诊断系统，通过云端整合全国 600 台设备的实时数据，使急诊病例的算力资源实现动态调配，将脑卒中患者的影像诊断时间从 25 分钟压缩至 8 分钟，急诊响应效率提高 300%。这种弹性算力支撑在医院能源设备的运维中同样显现出了较高的价值，GE 医疗的 MRI 设备采用混合云架构后，将全球 2.8 万台设备的能耗数据在云端聚合，结合区域电网负荷数据实现智能调度设备运行时段，使单台设备年节能达 12.6 万千瓦时。大数据技术构建的全生命周期数据库正在重塑医疗设备的研发与服务模式。美敦力心脏起搏器通过植入式传感器采集患者生理数据，与云端存储的 120 万例临床数据实时比对，使设备能自主识别 26 种异常心电模式，并提前 1.5 小时预警房颤风险。人工智能驱动的智能分析中枢赋予了医院能源设备认知决策能力。波士顿科学的内窥镜手术机器人集成深度强化学习算法，通过分析 12 万例手术视频构建出了空间映射模型，使器械在狭窄腔道内的定位精度达到 0.02 毫米，成功将结肠息肉切除手术的穿孔率从 1.8% 降至 0.3%。在能源设备智能化方面，飞利浦医疗的分子影像设备应用联邦学习技术，联合全球 47 家医院的 PET-CT 数据训练人工智能模型，在不共享原始数据的前提下，将阿尔茨海默病早期诊断准确率从 82% 提升至 94%，并同时保障了患者隐私安全。

这些技术融合形成的数字基座，正推动医院能源设备从孤立硬件向智能生态转变。东软医疗的 5G 车载 CT 利用边缘人工智能芯片实现扫描参数的实时优化，结合云端三甲医院的专家资源使移动检查车的影像质量达到三级医院标准，将偏远地区急性胸痛患者的救治时间窗延长了 2.3 倍。这种数字化转型不仅重构了设备的功能边界，更催生出预防性医疗、精准能效管理等新型医疗服务模式，标志着医院能源设备产业正从机械时代迈向认知智能的新纪元。

技术创新正重塑医院能源设备应用场景的时空边界，推动远程诊疗、智慧能源管理等新业态加速落地。以 5G 技术构建的毫秒级低时延网络，使移动式医疗设备突破空间限制，为实现医疗资源的公平性和可及性提供了有力的技术支持。迈瑞医疗推出的 5G+ 便携超声系统在青藏高原巡诊中，通过卫星中继将 1080P 超声影像实时回传，使北京专家可同步指导基层医生完成肝包虫病的穿刺引流，将偏远地区患者的确诊时间从 14 天缩短至即时诊断，在诊疗效率提高的同时催生出“移动三甲医院”新场景。移动互联网与物联网的协同发展，使医院能源设备由原本的孤立运作模式转变为可随时随地联网的智能化运行。美敦力推出的智能胰岛素泵通过 4G/5G 双模通信模块，将患者血糖数据实时上传至医疗物联网平台，当设备监测到患者夜间出现低血糖趋势时，可自动调整输注方案并向家属手机推送预警。临床试验显示，该技术使糖尿病患者严重低血糖事件发生率降低 82%。虚拟现实（VR）与增强现实（AR）技术的创新应用为医院能源设备领域开辟出了虚实融合的服务场景。强生医疗推出的 VR 手术导航系统，利用 5G 网络将骨科手术机器人的操作界面扩展至虚拟三维空间之中，使医生通过佩戴 MR 眼镜即可透视患者骨骼内部的血管神经走向，在髋关节置换手术中实现假体定位精度达 0.3 度的突破，将手术并发症风险降低 45%。这些技术的场景化延伸正推动医院能源设备从单一功能的载体进化为生态化服务平台。联影医疗的 uExplorer 全景扫描 PET-CT 通过移动互联网接入区域影像云，使基层医院扫描的肿瘤影像可即时获得三甲医院人工智能辅助诊断，经云南省分级诊疗体系实践应用，恶性肿瘤的检出率提升了 26 个百分点。这种数字化转型不仅使物理设备突破了固有功能边界，更创造出了远程监护、虚拟培训、数字孪生运维等价值蓝海，从而为产业整体的转型发展提供了全新的思路。

技术创新正在重新构建医院能源设备的人机交互模式，促使设备从功能执行层向智能决策层跃迁。以深度学习驱动的自适应调节系统为例，飞利浦最新一代 CT 设备集成强化学习算法，通过采集分析全球 12 万台设备的扫描数据构建出剂量优化模型。该模型可根据患者的体型特征动态调整 X 射线管电流，在保证影像质量过关的前提下将设备辐射剂量降低 40%，并将设备运行能耗减少 32%，使单台设备年节省电能达 2.1 万千瓦时。这种智能优化能力在设备运维中也展现出了相应的优势。西门子医疗的磁共振设备搭载的计算机视觉系统，可实时监测液氦冷却系统的微泄漏特征，并结合历史维护数据精准预测液氦补给周期，在将设备综合效能提升 28% 的同时，将超导磁体的维护间隔由 90 天延长至 150 天，帮助医疗机构节约了大量的设备维护成本。知识图谱与自然语言处理技术的有机结合则赋予了医院能源设备全新的场景化服务能力。美敦力智能呼吸机中配置了一个包含 300 万例临床数据的呼吸治疗知识库，利用该知识库中的庞大数据对患者的血气数据进行实时分析，可实现自主优化通气模式。受益于该通气模式的智能化、自动化优势，将其应用于肺炎重症监护后成功将患者呼吸机相关性肺损伤的发生率由 18% 减少至 7%。这种智能决策能力在能源管理领域同样也发挥出了不小的作用，GE 医疗的分子影像设备集成的电力负荷预测模型，通过分析区域电网的实时电价波动情况和设备运行状态，可实现智能调度 PET–CT 的待机与扫描时段，将其应用于东京某肿瘤中心后，夜间低谷电价时段的扫描量占比从 15% 提升至 42%，为该院每年节省了 76 万美元的用电成本。

基于技术创新的计算机视觉技术与边缘计算技术的协同应用正在重建医院能源设备的感知维度。联影医疗的数字化 X 光机搭载了实时骨密度分析系统，利用部署于边缘计算模块的轻量化卷积神经网络，可在 0.3 秒内完成骨质疏松风险评估，将检查效率提高至之前 5 倍，并且该设备所采用的智能曝光控制系统也将单次拍片能耗降低了22%。这种低功耗智能分析模式在能源设备监控中同样颇具优势。由波士顿科学研发出的智能除颤器通过内置微型视觉芯片的方式实现了对设备电池电压波动情况的可持续监测，在此基础上利用迁移学习算法可提前30天对电池衰竭风险作出预警。据临床试验，该技术不仅可使设备的紧急更换率下降67%，而且能够通过精准管理电池电量的方式将电池的使用寿命延长18%。

在技术创新浪潮的推动下，联邦学习与隐私计算技术取得了重大突破，为医院能源设备的数字化转型创设出了安全可靠的智能生态。迈瑞医疗的智能麻醉机通过联邦学习框架，在保护47家医院数据隐私安全的前提下联合使用算法训练后的气体流量优化模型将设备在维持相同麻醉深度时的笑气（一氧化二氮）消耗量减少了29%，使单台设备的年温室气体排放量减少1.2吨。这种分布式的智能应用为能源设备的运维模式创新提供了珍贵契机。西门子医疗的直线加速器采用区块链技术构建出去中心化的设备能效数据库，使全球6800台设备实现在加密环境下共享运行参数，经算法训练后的冷却系统优化模型可在保障各医疗机构数据主权的同时将设备的待机能耗降低41%。

这些智能化升级不仅使医院能源设备的物理性能获得了质的提升，更是将医院能源设备的服务属性托举到了一个全新的高度。强生医疗开发的智能手术导航系统可通过脑机接口捕捉医生的操作意图，并结合增强现实技术将能源消耗数据叠加至手术视野之中。将该系统应用于神经外科手术中，不仅能够将手术过程中的组织热损伤范围缩小60%，而且可以对电凝设备的输出功率进行精准控制，从而使单台手术的耗电量减少35%。同样，在设备全生命周期管理方面，东软医疗的云端设备健康管理系统配备的时序预测模型，可以通过分析设备的运行日志与电网负荷数据智能选择最佳的设备维护时段。北京某三甲医院引进该管理系统后，该院CT设备的综合效能较以往提高26%，非计划停机减少83%。这种由技术创新驱动的智能化跃迁，正推动医院能源设备从机械执行工具进化为具有自主决策能力的智慧生命体，为实现精准医疗与绿色能源协同发展提供了强大的技术支持。

技术创新对医院能源设备数字化转型的驱动不仅体现在设备自身的升级改造

方面，更重要的是为整个医疗体系的可持续发展指明了方向。在医疗健康领域，5G、人工智能、物联网等新兴技术的融合应用为重塑从疾病预防、诊断治疗到健康管理的全价值链提供了有力的技术支持。以远程医疗为例，基于5G网络的实时高清会诊系统打破了传统诊疗模式的地域限制，使优质医疗资源得以实现跨区域共享；而人工智能辅助诊断系统则显著提高了基层医疗机构的诊疗水平，从而切实保障了分级诊疗制度的落实效果。这些创新不仅改变了传统的医疗服务供给方式，更催生出互联网医院、智慧药房等新型业态，为医疗行业整体带来了前所未有的发展机遇，同时也对医疗机构的运营管理、数据安全和人才结构提出了更高要求。因此，对于医疗机构而言，为有效应对这一变革趋势，必须敏锐把握技术发展动向，深入理解新技术在临床、科研和管理中的潜在应用场景。例如，通过部署智能能源管理系统，医院可以实时监测大型医疗设备的能耗情况，以便及时优化设备的使用效率，降低设备运营成本；利用区块链技术构建医疗数据共享平台，既能确保患者隐私安全，又能促进多学科协作诊疗。这些创新实践不仅提高了医疗服务的可及性和质量，也为医疗机构创造了新的价值增长点。

总体而言，技术创新为医疗机构的数字化转型提供了全方位支撑：在基础设施方面，云计算和边缘计算为海量医疗数据的存储与处理提供了更为高效的平台；在应用场景方面，虚拟现实和增强现实技术正在拓展医学教育、手术规划和康复治疗的新模式；在智能化升级方面，机器学习算法助力个性化诊疗方案的制订，提高医疗服务的精准度；在运营优化方面，大数据分析帮助医疗机构优化资源配置，在提高机构运行效率的同时减少了患者等待时间；在安全防护方面，零信任架构和隐私计算技术为医疗数据安全保驾护航；在业务变革方面，数字疗法和远程监测技术正在推动医疗服务从“以医院为中心”向“以患者为中心”转变。因此，医疗机构应当建立起前瞻性的技术创新战略，持续跟踪医疗科技发展趋势，探索新技术在临床和管理中的落地路径，积极组建跨学科团队整合临床需求与技术能力，以便更高效地实现数字化转型，全面提高医疗服务的效率、质量和可及性，为社会创造更大的健康价值。

第三节　医疗需求变化对医院能源设备数字化转型的驱动

在“双碳”目标的背景下，我国医疗行业的能源消费结构正经历着前所未有的变革。随着人口老龄化进程加速与全民健康意识提升，医疗需求呈现个性化、精准化、持续化发展趋势，这种需求侧的结构性转变使良性可持续发展理念扎根于医疗行业，对医院能源设备的数字化转型起到了极大的推进作用。医院能源设备作为维系现代医疗服务体系正常运转的基础设施，其数字化转型不仅关乎医疗机构的运营效率，更直接影响着患者的诊疗体验与我国碳排放目标的落实效果。

结合医疗行业的发展情况来看，医疗需求变化主要体现在患者需求、医疗机构发展需求以及医疗设备使用需求三个方面。从患者需求的维度观察，当代医疗服务已不能再局限于传统的基础诊疗，应转而向健康管理全周期延伸，积极构建全天候、精准化、环境友好型服务体系。这种需求演变不仅体现在对医疗设备运行稳定性的更高要求，更表现为对医疗场所能源供应低碳化、服务流程人性化的深度期待。比如，重症监护设备需要持续可靠的电力支持，移动诊疗单元要求灵活清洁的能源配置，康复疗养环境则追求温湿度与空气质量的动态调节，这些变化本质上源于医疗服务向“以患者为中心”的理念升级以及在碳中和目标下公众对绿色医疗环境的价值认同。老龄化社会催生出大量需要长期照护的慢性病患者群体，这类人群对医疗环境的温度控制情况、设备运行的稳定性、治疗场景的连续性均提出了更高的要求。以肿瘤放射治疗为例，质子治疗设备需要在恒温恒湿环境中保持 24 小时不间断稳定运行，任何能源供应中断都将直接对治疗效果造成严重的负面影响。此外，与老年群体患者相比，新生代患者群体具备更为强烈的环保意识，约 67% 的受访者表示更倾向于选择获得绿色能源认证的医疗机构。因此，为更好地满足患者的绿色医疗需求，医疗机构和能源设备企业必须突破传统单一的供能模式，积极探寻能同时满足医疗质量保障与环境友好双重目标的数字化能源解决方案。

从医疗机构发展需求的维度分析，由于影响医疗行业整体发展方向的因素有很多，如社会经济模式、相关政策制度以及人口结构等，而医疗机构又是医疗行业的关键组成部分，再加之机构自身的运营本就涉及多方，因此与患者医疗需求的转变相比，医疗机构发展需求出现变革的逻辑也具有更高的复杂性。在医保支付方式改革与运营成本压力的双重作用下，三甲医院日均能耗成本在运营总成本中的占比已高达 12%~15%，且随着智能医疗设备普及率的提升呈现出了持续增长态势。手术室、检验科、影像中心等核心部门的精密仪器的集群化使用，令医疗机构的能源消耗情况呈现出显著的时间不均衡特征。据北京某三甲医院的数据，该院 MRI 设备的瞬时功率波动可达正常值的 3.5 倍，传统的能源调配模式难以让设备实现精准匹配。由此可见，医疗机构的能源使用特征与其追求的精细化管理目标形成矛盾，迫使机构寻求用能可视化、负荷可预测、调配智能化的新型能源管理模式，从而为医院能源设备的数字化转型起到了极大的驱动作用。

医疗设备使用需求的演变则直接反映了技术进步与临床需求的深度融合。现代医疗设备正朝着高精度、高分辨率的方向急速发展，以达·芬奇手术机器人为代表的高端设备对供电质量的要求已精确到毫秒级波动控制。据某省级医院的实际监测数据，电压暂降导致的设备停机每年可造成超过 200 万元的经济损失。与此同时，在医疗设备全生命周期管理理念广泛普及的影响下，能源设备制造商不得不面临从单纯产品供给向“设备 + 服务”模式转型的压力。这种转变要求能源设备企业必须建立起覆盖设备选型、安装调试、运行维护的全流程数字化服务体系，通过深度挖掘能源数据实现设备预防性维护与持续性能效优化。

面对医疗需求的结构性转变，能源设备的数字化转型为重塑医疗服务能源供给模式提供了便利条件。在高效协同用能方面，数字化平台通过整合医院建筑管理系统（BMS）、医疗设备运行数据以及区域电网信息构建起多源异构数据的融合分析能力。上海某医疗集团的实践表明，基于机器学习算法的负荷预测模型可将能源调度准确率提升至92%，使手术室等重点区域的能源供应可靠性达到99.99%。这种协同机制不仅优化了医院整体的用能结构，更通过需求侧响应机制将医疗机构的柔性负荷转化为电网调峰资源。在2022年夏季用电高峰期间，长三角地区23家三甲医院通过负荷调节贡献了相当于1.2万千瓦的调峰能力。

定制化产品与服务体系的构建则体现了医院能源设备数字化转型对医疗场景差异性的精准适配。针对肿瘤医院、妇幼保健院、康复中心等不同专科机构的用能特点，能源设备企业开发出了模块化组合的供能解决方案。例如，为重症监护病房设计的微型智慧能源站整合了应急电源、UPS系统与储能装置，可确保在极端情况下仍能维持72小时连续供电。服务体系的数字化转型更为医疗机构带来了全生命周期价值。某国产医疗影像设备制造商通过建立设备能效数字孪生模型将设备的综合能效进行了大幅提升，比传统模式下的能效高出28%，年均可减少42吨碳排放。

在服务体验提升方面，医院能源设备的数字化转型重构了医疗能源服务的价值维度。智能监测系统可实时追踪手术室空气净化机组、层流系统的能耗状态，当检测到异常波动时自动触发预警并推送响应的维护方案。北京协和医院的案例显示，该系统的应用使设备故障平均修复时间缩短65%，有效避免了设备宕机导致诊疗出现延误。对于患者而言，候诊区环境控制系统可根据实时人流量自动调节温湿度与新风量，既保障了患者的就医舒适度，又可减少30%的空调能耗，在实现能源设备节能减排的同时，这种隐性的服务改善也显著提升了患者的满意度。

需求响应效率的提高则凸显了数字化技术在医疗能源管理中的敏捷性优势。通过建立医院能源物联网平台，设备制造商可实时获取数万台在用设备的运行数据，借助边缘计算技术对区域性故障进行智能诊断。例如，当医院能源物联网平台显示某品牌CT设备在西南地区集中出现冷却系统告警时，能源设备企业数据中心在12小时内就完成了根本原因分析并推送了相应的固件升级方案，相较传统服务模式响应速度提升了5倍。这种快速响应机制不仅降低了医疗机构的运营风险，更通过预防性维护将设备的故障率控制在0.3%以下，为医疗服务的连续性和安全性提供了有力的保障。

数字化转型为医疗机构和医院能源设备企业开辟了新的协同路径，医疗需求的转变激发了医院能源设备的数字化转型，而这种转型又依托数字技术手段将原本冰冷的能源设备转变为“有头脑有温度”的服务载体回馈给患者。由此可以看出，医院能源设备的数字化转型的本质是构建了连接患者需求、医疗机构运营、设备效能的三维价值网络。在“双碳”目标的约束下，这种转型既需要设备制造商突破传统硬件思维，建立“数据+服务”的新型商业模式，又要求医疗机构通过将碳排放管理纳入医疗质量控制体系的方式对能源管理模式进行重构。虽然医院能源设备在当前转型过程中仍存在“数据孤岛”、标准缺失、安全风险等现实障碍，但随着数字孪生、区块链技术等在医疗能源领域的深度应用，一个更智能、更低碳、更具韧性的医疗能源生态系统正在加速形成，这种系统性变革不仅将重塑医疗服务的能源供给方式，更将为健康中国战略的实施提供坚实的绿色基础设施支撑。

第五章

物联网技术在医院能源设备数字化转型中的应用

在“双碳”目标的驱动下，医院能源设备的数字化转型成为实现绿色低碳发展的重要突破口。物联网技术作为连接物理设备与数字世界的核心纽带，通过实时感知、数据传输与智能决策重构了医院能源设备的运行模式，为提升能效、优化诊疗流程及降低碳排放提供了技术支撑。研究发现，物联网技术不仅能实现医疗设备能耗的动态监测与精准调控，还能通过数据驱动的决策支持系统推动诊疗流程的低碳化转型，为构建“精准供能—绿色医疗—患者受益”的可持续发展闭环提供系统性解决方案。

第一节　物联网技术的基本概念

物联网作为数字革命的核心载体，本质是利用感知、连接与智能三大技术层构建万物互联体系。物联网技术的基础架构主要由感知层的传感器、射频识别（RFID）等数据采集终端、网络层的5G和窄带物联网（NB-IoT）等通信协议以及应用层的云计算、边缘计算等数据处理平台共同构成。这种技术体系打破了物理世界与数字空间之间的界限，使物理意义的物品得以经由数据实现互联互通。例如，在智慧农业中，利用物联网技术使土壤湿度传感器与气象数据进行联动，可实现动态化调节灌溉系统的排水量；在智能制造领域，利用该技术和工业互联网将机床振动的监测数据实时传输至数字孪生平台，可对设备的使用寿命作出精准预测，并对其维护方案进行全面优化。物联网的核心价值在于将孤立设备转化为网络化智能节点，从而构建出集数据采集、信息整合、决策支持于一体的闭环生态系统。

技术的演进推动物联网向“主动感知—自主决策”方向升级。早期的物联网应用多停留在数据监测层面，如物流行业的包裹追踪系统仅能提供货物的位置信息。而随着科技领域的蓬勃发展，当前物联网技术已实现从感知到行动的跨越。以智能电网为例，家庭智能电表不仅可以实时上传用电数据，还能根据当地的电价波动情况与用户习惯自动控制空调、热水器等设备的运行模式，使单个家庭年用电成本降低 18%。物联网技术应用更深层次的变革体现在跨系统协同能力上，雄安新区的城市物联网平台通过整合交通信号灯、地下管廊监测点及建筑能耗数据，利用人工智能算法实现了城市级的资源调度优化，在将早高峰通勤时间缩短 25% 的同时，使市政设施能耗降低 32%。

物联网的普适性特征使其成为推动社会整体数字化转型的基础设施。在环境保护领域，长江流域部署的水质监测浮标经由 LoRa 网络每 10 分钟上传一次污染指标，并结合卫星遥感数据构建出流域污染扩散模型，为长江流域的生态治理提供可靠的决策依据；在零售行业，无人便利店通过图像识别与重力传感技术实现“即拿即走”的购物体验，将库存周转效率提升 40%。这些跨行业的实践验证了物联网技术的两大本质属性：一是通过数据流动性解除“信息孤岛”，二是通过智能算法将海量数据转化为可执行策略。在这种特性的加持下，物联网技术显然已成为实现“双碳”目标的关键技术路径。

第二节 物联网技术的应用优势

物联网技术的核心应用优势在于重构生产力与生产关系的交互模式。信息传递效率低下是限制传统产业升级的主要因素，如传统运维模式下制造业设备故障的平均修复时间长达 8 小时，而工业物联网通过预测性维护将平均修复时间压缩至45分钟，使设备的综合效率显著提升。该技术应用更深远的影响体现在资源利用效率的突破性提高上。迪拜的智能建筑管理系统利用3.6万个传感器实时监控建筑能耗，并依据建筑朝向与人流热力图自动调节空调功率，使写字楼的综合能耗降低了41%。这种效率革命在宏观层面表现为经济模式的转型升级。德国工业4.0实践表明，以物联网为驱动的智能制造使单位国内生产总值能耗下降28%，并同时将产品不良率降至0.12%。

从可持续发展的维度分析，物联网技术创造了环境效益与经济效益共赢的发展模式。美国加利福尼亚州电网的分布式能源管理系统通过整合250万家庭的光伏板数据、利用机器学习对区域发电量的波动情况进行精准预测，并以此为依据对储能系统充放电进行动态化调整，使可再生能源消纳率由68%提升至92%。类似的技术逻辑在农业领域展现出了更大的潜力。以色列的智能滴灌系统结合土壤墒情与作物的生长阶段，将灌溉用水效率提高至传统漫灌模式的3倍，使每公顷耕地减少45%的化肥使用量。这些案例无一不揭示了物联网的深层应用价值：将碎片化的节能减排措施转化为系统性的绿色发展方案，通过数据互联使资源消耗、环境负荷以及经济效益保持动态平衡成为现实。

社会服务模式的改革创新是物联网技术应用的隐性优势。新加坡的智慧医疗系统采用可穿戴设备收集慢性病患者生理数据并结合社区诊所的资源分布情况优化就诊路径，使糖尿病患者的复诊等待时间从3周缩短至72小时。在应急管理领域，日本地震预警系统采用的地下传感器网络可在主震到达前90秒向周边500千米内范围的城市发出警报，并联动其他紧急控制系统实施自动关闭燃气阀门、开启避难所照明等系列操作，将地震灾害损失降低37%。这些应用表明，物联网技术的广泛应用不仅可以提高社会公共服务效率，更通过技术赋能使公共服务从传统的“被动响应”模式转向“主动关怀”模式，重塑人、技术、环境三者间的价值关系。

第三节 物联网技术在医院能源设备中的应用路径

在众多行业应用中，医院能源设备的物联网化转型具有特殊战略意义。医疗机构作为高能耗主体，其CT、MRI等大型设备占院区总电耗的65%以上，传统粗放式能源管理难以满足“精准医疗”与“低碳发展”的双重需求。物联网技术在医院能源设备中的应用路径，本质是通过构建“感知—传输—决策—优化”的闭环体系，促使能源消耗与诊疗需求达成高度协同。物联网技术在医院能源设备中的应用原理建立在设备运行数据全要素采集与智能化解析的基础之上，医疗设备内嵌的温湿度传感器、电流监测模块等感知终端可实时捕捉设备能耗特征，通过5G窄带物联网将采集到的能耗特征数据传输至边缘计算节点，并利用数字孪生技术构建设备能耗动态模型，最终可依托机器学习算法生成最优供能方案。以某三甲医院MRI设备改造项目为例，设备冷却系统加装32个温度传感节点后，系统可实时监测超导线圈的液氦蒸发速率，通过采集分析历史检查数据对未来两个小时的患者流量进行预测，以便动态调节压缩机的工作频率，使单台设备年耗电量从38万千瓦时降至26万千瓦时，降幅达31.6%。这种数据驱动的能源管理模式，成功将传统设备平均待机能耗占比由原来的45%降至12%，从而显著提升了设备的有效工作时长。

在具体实践方法层面，医院能源设备的物联网化主要包括设备端改造、系统端集成以及平台端优化三种路径。对于医院能源设备而言，设备端改造的本质是通过嵌入式物联网技术的深度集成，对传统医疗装备的能源供给与消耗模式进行重构，其改造方法聚焦于感知层硬件植入、控制算法升级及能效优化模块嵌入三个方面。在硬件层面，通过在医疗设备关键能耗节点部署多模态传感器阵列的方式，对电流、温度以及振动等能源特征参数进行毫秒级采集。例如，在影像设备的物联网化改造中，为X射线球管电源模块加装高频电流传感器，能够以0.1毫秒的时间分辨率捕捉曝光瞬间的电流波动，从而为后续实现自动化、智能化能源调控提供可信的数据基础。控制算法升级主要依托边缘计算单元实现，通过在设备本地部署智能计算模块，将原本依赖固定参数调节的传统控制方法（如 PID 控制）改为具备自主学习能力的智能调控模型。这种新型算法可以持续分析设备运行状态（如温度、负载等）与能源消耗量之间的动态关联，并在此基础上自动生成最优的供能参数调整方案，使供能强度与设备需求实现精准匹配。例如，当 CT 设备处于待机状态时，升级后的控制系统会以实时监测到的部件温度、环境湿度等数据为依据，自动将冷却系统功率由 100% 下调至 35%，整个控制过程完全不需要人工干预。能效优化模块指的是通过嵌入可编程硬件芯片的方式，直接在医疗设备内部完成各项高复杂性的计算密集型任务，如设备能耗预测、识别异常能耗波动等。这种设计可以使原本需要上传至云端或中央服务器的数据处理工作在设备本地就能实现实时运算，有效避免了远程数据传输的时间损耗，从而将处理延迟从秒级压缩至毫秒级，达成更快速且更精准的能源调控响应效果。

设备端物联网化的改造原理建立在“状态感知—动态建模—精准调控”的技术框架之上。状态感知系统的改造方式主要是通过维度传感网络的拓扑重构来实现的，其核心在于构建具备时空同步能力的异构传感矩阵。硬件层采用微型化、低功耗的 MEMS 传感器阵列，在医疗设备能源传输路径的关键节点（如电源模块、执行机构、散热系统等）嵌入电流、电压、温度、振动等传感器，使之形成覆盖设备全能量流的三维监测网格。数据采集层部署具备边缘预处理功能的智能传感节点，集成高精度模数转换器（ADC）与时间敏感网络（TSN）协议栈，以确保多通道传感数据的纳秒级同步采集与时间戳统一。通信层采用混合传输架构，针对高频动态数据（如功率波动）使用硬实时工业以太网传输，针对低频状态数据（如设备温升趋势）采用低功耗蓝牙 Mesh 组网，以便确保能耗与传输效率始终维持最优平衡状态。

状态感知系统的改造原理遵循“物理信号—数字孪生—特征映射”的闭环逻辑。传感器阵列捕获的原始物理信号通过自适应滤波算法消除环境干扰因素，经小波变换提取时频域特征后将其输入边缘计算单元以构建设备能源状态向量。基于强化学习的状态编码器将多维异构数据（如电流谐波、热力学参数、机械振动谱等）投影至统一特征空间，可生成设备能效状态的128维语义表征向量。通过在线更新机制将该向量与设备数字孪生体的理论能耗模型进行比对，可动态修正传感器校准系数与特征权重，从而使状态感知系统形成具有自学习能力的感知闭环。例如，当CT设备球管老化导致电流谐波分量偏移时，状态感知系统能自动调整振动传感器与红外热像仪的权重配比，从而确保设备状态评估的准确性。从应用优势的角度分析，状态感知系统在监测维度可实现从单点离散监测向全域连续感知的跨越，利用多模态数据融合将设备能效的评估精度提升两个数量级；在响应速度方面，边缘侧特征提取算法可使状态辨识延迟缩短至10毫秒以内，比传统的SCADA系统高出40倍；在系统稳定性方面，状态感知系统能够自动修正传感器的测量偏差，修正范围超过30%，即使设备处于高温、高湿或强电磁干扰等极端环境下，系统也能够稳定且持续地监测设备能源状态，有效避免因传感器数据失真而产生监测中断问题。由此可见，状态感知系统的改造赋予了医疗设备能源识别能力，使设备不仅能够实时量化当前自身的能耗状态，还可以通过时序特征对未来15分钟内的能源需求波动进行精准预测，从而为后续动态建模与精准调控奠定坚实的数据基石。

动态建模需依托构建多层级数字孪生体系来实现，其中包含数据层、模型层与算法层的三重融合。数据层利用时间敏感网络（TSN）使状态感知系统对电流波形、热力学参数以及机械振动频谱等多维异构数据实现纳秒级同步采集，并运用知识图谱技术建立设备运行工况与能源消耗的关联映射。模型层采用多物理场耦合建模方法，在边缘计算节点构建出包含电磁场、热力学场、流体力学场的三维虚拟镜像，通过有限元仿真引擎解算设备能流分布状态。算法层集成迁移学习与联邦学习框架，利用历史运行数据预训练基础能效模型，再通过在线学习机制使设备个性化参数得以实时更新，从而形成“全局知识库+个体特征”的混合建模范式。动态建模的运行逻辑是通过数字模型与物理设备持续交互达成共同优化的智能循环，其中主要包括实时同步、策略模拟和安全验证三个具有递进式特点的运行阶段。首先，虚拟模型通过设备联网协议每秒获取物理设备的温度、能耗等运行数据，运用智能算法动态调整模型内部的数学参数，确保数字模型始终与现实物理设备保持“镜像”般的精准对应，以完成实时同步。其次，当设备工作状态变化时（如 MRI 设备由待机状态转为启动扫描），数字模型会立即启动智能推演程序，自动生成数百种可行的能源供给方案（如调整冷却功率、改变压缩机频率等），并通过时间序列预测算法模拟每种方案在未来 15 分钟内的耗能曲线与设备运行表现，以完成策略模拟。最后，系统对所有的模拟方案进行双重过滤，先用逻辑验证程序确认方案是否符合医疗安全规范（如维持核心部件温度稳定），再通过能耗对比算法筛选出综合表现最优的 3~5 个方案，并最终形成动态调控指令发送给实体设备，以完成安全验证。

动态建模在设备端物联网改造的应用优势主要体现在精准预测、深度优化和动态适应性这三个方面。在精准预测方面，通过设备级—系统级孪生模型的级联仿真，可提前 30 分钟预测能源需求的波动趋势，预测精度较传统方法提升 62%；在深度优化方面，多目标遗传算法能在保障医疗设备功能可靠性的前提下挖掘出能效提升 15%~25% 的潜在优化空间；在动态适应性方面，在线增量学习机制使模型具备应对设备老化、环境扰动等变量的自适应能力，即使传感器数据出现 10% 以上的数据缺失，模型决策的有效性仍能保持在 85% 以上。动态建模范式可将设备每次执行新方案后产生的实际运行数据都反向输入模型之中并进行算法优化，使下次模拟推演更为精准高效，整个运行过程形成自我升级的智能闭环。这种机制不仅能赋予能源管理系统强大的学习能力，而且可以将设备能源管理模式从经验驱动升级为数据智能驱动，为后续精准调控提供可量化、可验证的决策依据，从而切实提高能源设备的能效管理水平。

精准调控主要依托分层递阶控制框架来实现，采用设备级快速响应、系统级协同优化与平台级策略规划三级联动机制。设备级控制的实践路径是在边缘计算节点部署模型预测控制器（MPC），结合实时传感器数据与设备数字孪生的预测模型，采用滚动时间窗优化算法对每 500 毫秒动态生成的电压、频率、流量等供能参数指令进行优化调整，从而使设备的运行状态达到秒级响应与动态适配的效果。系统级控制需要构建分布式智能协调机制，利用多智能体约束求解系统对设备间的能源交互关系进行深层分析。通过建立非合作博弈模型，可在保证医疗设备功能安全稳定的前提下，自动计算各个设备供能参数的调整边界，以便得出整体系统能效最优的平衡分配方案。如 MRI 设备冷却系统可根据液氦蒸发速率预测值提前对压缩机的工作频率加以调整，以免因过冷造成能源浪费。平台级控制需依托云端深度强化学习框架以历史数据离线训练为基础构建全局优化策略模型来实现。该模型可以持续地为设备级控制器的各项参数提供调优建议，如 MPC 的预测时域长度、权重系数等，从而促使设备级、系统级与平台级形成“战略层全局引导—战术层实时优化”的协同运行机制，在保障设备控制时效性的同时使跨系统能效管理达成全局最优效果。

精准调控系统的运行原理遵循“预测—优化—执行—校正”闭环逻辑。首先，利用设备数字孪生体实时构建未来 5 分钟的能效演化模型，开展热力学仿真和电气特性分析，以分析结果为依据生成出包含温度梯度、功率波动等约束条件的多目标优化问题。其次，模型预测控制系统利用内点法数学优化算法可在 500 毫秒内得出设备运行的帕累托最优解集，以确定压缩机频率、泵阀开度等核心参数调控指令的最佳组合方案。再次，利用硬件在环（HIL）仿真平台对硬件进行毫秒级策略可行性验证，待确认控制指令与相关规范相符后，采用以 FPGA 芯片为驱动的高频执行机构在 10 毫秒内实施物理调控动作。最后，采用卡尔曼滤波器对设备的实际能耗数据与预测值之间的偏差进行动态化分析，通过每 5 分钟更新一次控制模型核心参数（如热传导系数、流体黏度等）的形式进行校正，以便形成误差率低于 0.8% 的自适应控制回路。在控制精度方面，精准调控系统基于设备级数字孪生体的前馈补偿机制，可将供能参数调节误差控制在 ±0.5% 以内；在响应速度方面，边缘端部署的模型预测控制可将调控指令生成的延迟压缩至 200 毫秒级，比传统 PLC 控制系统提升 40 倍效率；在系统稳定性方面，自适应控制回路能够抵御 15% 以上的模型失配与外部干扰，在保障设备功能可靠性的同时确保实现能效最优。这种调控机制不仅可以将医疗设备的能源利用率提高至 93% 以上，而且可以根据需求侧的效应能力有效平抑 30% 的电网负荷波动。总而言之，突破传统能源利用瓶颈是设备端物联网化改造的重点。例如，将光敏传感器阵列与边缘计算单元植入手术室智能无影灯系统，以实现对照度需求的实时感知与动态调节。上海仁济医院在 2023 年完成的数字化手术室升级项目将原有的 120 盏卤素无影灯替换为物联网 LED 阵列，灯具内置的光通量传感器可精确识别手术视野区域，在手术过程中可配合手势捕捉系统对手术室的照明焦点范围进行自动调节。经此改造后，该院单台手术照明能耗降低 57%，手术器械反光干扰减少 74%，在实现医院能源设备碳减排的同时，显著提升了手术的精准度。

医院能源设备的物联网化设备端改造通过多维技术融合显著提升了能源利用体系的综合效能，其核心优势体现在能效管理、运行可靠性与智能协同三个层面。在能效优化维度，设备内置的动态电源管理模块可基于实时负载波动对供能策略进行毫秒级调整，依托边缘计算节点对设备运行曲线进行傅里叶变换分析，从而自动匹配最优能效工作点，使 CT 机等大功率设备在待机状态下的无效能耗从传统模式的 1.2 千瓦下降至 0.3 千瓦以下，核心工作阶段通过自适应变频技术将扫描能耗控制在 3.8 千瓦时 / 次以内，较改造前降幅达 42%。设备运行的稳定性提升源于嵌入式监测系统的预测性维护能力，设备内部部署的通道传感器阵列可同步采集绕组温度、绝缘电阻等 18 类机械与电气参数，结合长短期记忆网络（LSTM）构建出设备健康度预测模型，在轴承磨损、电容老化等故障发生前 40 分钟发出预警，并通过动态功率补偿技术将电压波动抑制在 ±2% 范围内，使呼吸机等关键设备因能源异常导致的停机故障率从每年 3.2 次减少至 0.5 次以下。智能化升级赋予了设备自主能源调配与协同优化能力，基于深度强化学习算法构建的能效决策模型可解析手术室温湿度、设备使用频次等 12 维环境参数，并在 0.5 秒内完成供能模式切换决策，如 MRI 设备在非扫描时段自动转入磁体恒温维持模式，供能模式转换节约出的电能可经物联协议实时传输至相邻手术室的电外科设备供能回路，这种设备级能源微循环网络可使区域整体能耗峰值降低 28% 以上。改造后的设备不仅具备自感知、自决策的能源管理能力，更通过设备间的能源交互使单台设备的节能效应经系统级放大，从而大幅削减医疗机构单位面积的能耗强度，为建设智慧医院提供了良好的底层能源支持。

医院能源设备的物联网化系统端集成需要通过构建多层技术架构以帮助设备集群实现智能协同。数据层采用工业物联网协议搭建混合通信框架，兼容 OPC UA 与 MQTT 标准协议打通医疗设备能耗数据与临床信息系统的交互通道，运用语义建模技术对呼吸机、影像设备等异构数据进行归一化处理，以便建立起跨品牌设备的统一能源信息模型。控制层需部署边缘计算节点与云端策略引擎双层架构，边缘端通过容器化微服务对 ICU、手术室等单元的设备功能需求进行实时分析，云端则运用深度强化学习算法动态优化跨区域能源调度，两者协同以形成具备自主学习能力的分布式决策网络。协议转换层开发嵌入式智能网关，对 Modbus、DLCOM 等 18 类工业与医疗协议进行指令级解析重构，以确保生命支持设备与环境控制系统得以深度互联。从运行原理的角度分析，系统端集成的核心运行机制主要依托多目标动态优化模型来实现，结合设备的实时负荷特征、供电可靠性以及电能质量等约束条件，采用改进型 NSGA-II 算法可快速筛选出负荷医疗电磁兼容标准的帕累托最优解。动态优先级重构机制通过模糊逻辑模型将患者的生命体征数据与设备能耗进行动态关联，当检测到 ±10% 电网波动时，系统可在 20 毫秒内对关键设备的供电路径进行拓扑切换。容错架构采用双环网冗余设计与自愈型 SDN 网络，可确保控制指令在 5 毫秒内完成故障路径切换，以保证多模态功能系统维持毫秒级响应能力。医院能源设备的物联网化系统端集成模式可以使医疗能源系统在多个维度获得综合性提升：在供能稳定性维度，关键设备供电中断概率从 10^{-3} 量级降至 10^{-6}，电能质量合格率提升至 99.999%；在能效管理维度，系统级负荷预测使设备集群综合能效提升 22%~35%，夜间能源浪费减少 60% 以上；在安全冗余维度，通过区块链审计追踪与双活数据架构，可在满足国家网络安全等级保护制度中级安全标准的前提下使故障定位效率提高 80%；在运维维度，受益于设备健康度预测模型的智能化优势，该模型可提前 72

小时对设备潜在故障进行预警，并减少 40% 设备全生命周期管理成本，从而形成具备自感知、自决策、自优化的新一代医疗能源物联系统。

简言之，医院能源设备的物联网化系统端集成的重点在于多设备协同供能优化。例如，北京协和医院重症监护病房部署的物联网微电网系统，通过整合呼吸机、监护仪等 68 类设备的实时能耗数据，建立基于患者生命体征的供能优先级模型，在电网波动时优先保障危重患者设备的供电稳定性，系统切换响应时间缩短至 50 毫秒，使设备意外断电风险下降 92%。

医院能源设备的物联网化平台端优化主要依托云计算与大数据技术构建全域能源智能中枢来实现，其核心在于建立多维度数据融合分析与动态决策机制：通过部署医疗设备专用数据采集网关，采用分布式流处理架构实现每秒百万级数据点的实时清洗与特征提取，结合设备运行日志、环境传感器及电网负荷数据构建四维时空数据库。平台端优化方法聚焦于构建设备能效知识图谱、开发动态调度引擎以及构建碳足迹溯源模块这三大技术路径，具体分析如下。

基于联邦学习的设备能效知识图谱构建，可通过加密参数交换机制实现跨机构数据协同。例如，某省级平台对飞利浦、西门子等品牌的 MRI 设备运行日志与环境参数进行整合，在不传输原始数据的前提下，利用梯度加密算法构建出了设备能耗特征模型。该模型包含磁场强度波动、液氦消耗速率等 128 个设备能耗参数，成功识别出某三甲医院 3.0TMRI 设备在夏季高温时段存在 15% 的无效制冷能耗，并通过优化液氦循环泵启停逻辑对原有的控制系统进行优化，使单台设备年耗电量降低 8.6 万度，节省的能源可支撑新增 2.4 万人次 / 年的检查服务。在动态调度引擎开发方面，可运用组合优化算法建立多目标约束模型，将设备预约队列、区域温湿度变化与电网分时电价策略进行耦合分析，以便自动生成设备启停时序最优方案。例如，某区域平台接入 GE 256 排 CT 设备后，系统可结合当天 128 台次预约检查的时间分布与电网分时电价曲线（峰段 1.2 元 / 度、谷段 0.3 元 / 度），将设备的预热时段智能调整至凌晨低电价区间并错峰执行设备自检程序，使单台设备年度用电成本降低 23 万元，同时利用负荷均衡算法将检查间隔压缩至 7 分钟，将设备日接诊量峰值提升至 94 人次。构建碳足迹溯源模块则是通过区块链技术整合设备制造商的上游供应链数据，采用生命周期评价法（LCA）构建碳排放计算树，以实现设备碳效比的动态标定。例如，某平台对接东软医疗 CT 设备时，基于 LCA 模型对球管钨靶材开采、高压发生器海运等全流程碳足迹进行追踪，生成出包含 11 个环节的碳效比评估图谱。当某医院采购新设备时，系统通过对比不同型号设备在 10 年生命周期内的碳排放强度，筛选出碳效比最优的 64 排 CT 机型，该机型的生产阶段碳排放较传统型号减少 38 吨二氧化碳当量，运维阶段因配备自适应休眠技术每年再降 12 吨碳排放，使医院整体碳配额使用效率提高 19%。以上三大技术路径的协同应用使医院能源设备运行形成闭环优化体系，联邦学习解决“数据孤岛”问题实现精准能耗建模，动态调度引擎打通能源供需两端提升经济价值，碳足迹溯源则从全生命周期视角重构设备选型标准，从而共同推动医疗机构在运营成本控制、服务能力提升与可持续发展等方面达成多维平衡。

在技术原理层面，平台端优化主要是通过构建虚实联动的优化决策体系来实现的：采用数字孪生技术通过多物理场耦合建模构建设备的高精度虚拟映射体，实时同步设备运行中的电气参数、热力学状态及机械振动数据。例如，将医疗设备的电力负荷曲线、冷却系统能效特性与设备启停频次等动态参数映射至虚拟空间，形成分钟级更新的数字镜像；基于此孪生体，双向长短期记忆网络（Bi-LSTM）融合历史运行数据、环境温湿度波动及医疗业务排程信息，通过时间序列建模解析设备运行周期内的负荷变化规律，可实现精准预测未来 72 小时内特定时段（如晨间检查高峰期）的功率需求峰值与谷值，其预测误差率可控制在 3% 以内；针对预测结果，平台采用蒙特卡罗模拟引擎生成数万组涵盖电网电压波动、设备突发故障等随机变量的虚拟场景，通过并行计算量化不同调度策略的能效收益分布与风险概率，尤其针对医疗设备频繁启停导致的部件损耗问题建立热力学累积损伤模型，以确保在提升能源利用率的同时将核心部件的工作温度波动限制在 ±1.5℃的安全阈值内；最终通过分层混合整数线性规划算法，将离散的启停决策变量与连续的功率调节变量纳入统一求解框架，在满足医疗设备安全运行约束（如 MRI 设备失超保护温控速率、生命支持系统供电冗余度）的前提下，迭代生成兼顾经济性与可靠性的最优调度方案。该优化体系通过 OPC UA 协议与设备控制系统实现指令闭环，成功将某区域医疗中心影像设备群在负荷高峰期的谷电利用率提升至 82%，设备群单日峰谷电费差缩减 37%，同时通过抑制非必要能耗的方式将关键部件的平均维护周期延长 40%，形成从数据感知、智能推演到动态调控的全链路优化能力。

在医院能源设备物联网化平台端优化的系统性赋能下，传统能源管理所使用的单点改进模式已被突破，转而形成了多维度的价值创造网络。在运行效率维度，智能预热算法不仅整合了设备历史启停日志与实时气象数据流，更通过接入医院 HIS 系统的诊疗预约热力图，构建出包含患者年龄结构、检查项目以及诊疗复杂程度等 12 个特征参数的动态预测模型，使 CT 设备在寒潮突袭场景下的预热时长从 43 分钟精准压缩至 8 ± 3 分钟，并配合基于排队论开发的动态调度引擎，使多模态影响设备实现错峰运行编排——某三甲医院通过该模式将数字胃肠机的日有效运行时长从之前的 9.2 小时提升至 14.5 小时，设备空转能耗下降 62%；同时，借助设备状态感知模块捕捉到的 X 光球管阴极损耗特征，将设备预防性维护周期从固定的 3000 次曝光优化为基于实际损耗速率的动态调整，使关键部件的使用寿命延长 28%。这种效率提高的乘数效应在急诊场景尤为显著：当平台检测到胸痛中心绿色通道的紧急 CT 需求时，能联动调整相邻 MRI 设备的梯度线圈冷却功率，以保障诊断精度为前提，使急诊影像设备的响应速度提升 55%，将危重患者从入院到完成关键检查的平均时间缩短至 12 分钟。在碳管理精度维度，平台构建的全生命周期碳效评估矩阵创新性地融合了设备能效标签、材料隐含碳因子及区域电网碳排放强度的实时数据，通过蒙特卡罗模拟生成设备碳足迹概率云图，指导某省级医疗集团在设备更新中淘汰了 23 台碳效比低于 0.78 的落后产能，并建立设备群碳排放在线溯源系统，精确追踪每台超声设备在待机、诊断、消毒等不同状态下的碳排放当量，这种透明化管理使区域医疗系统的诊疗单次碳强度由

3.2 千克二氧化碳当量下降至 2.3 千克二氧化碳当量。更值得关注的是，平台通过能源结构优化算法对清洁能源进行智能消纳，在配置光伏储能的医疗机构中，平台可以依据手术室的用电负荷预测动态调节储能系统的充放电策略，使某肿瘤医院的质子治疗系统在用电高峰时段的新能源渗透率达到 81%，年度购电成本减少 190 万元，减少柴油应急发电机组的使用频次达 73%，这种环境效益与经济效益的协同增益正在重塑医疗机构的可持续发展范式。

第四节　物联网技术应用对医院能源设备数字化转型的影响

物联网技术的深度应用使医疗能源管理领域发生系统性的变革，在其推动下医疗能源管理结构已从原来的单点设备管理升级演化为全链条、多维度的效能跃升。从设备运行的维度分析，以 GE 医疗为全国 300 家医院部署的 CT 设备能效管理系统为例，该平台构建了覆盖设备全生命周期的智能调控体系。通过在球管组件、高压发生器及机架旋转轴承等关键部位植入物联网传感器，对设备预热曲线中的电流波动特征、机房温湿度梯度变化等 27 类参数进行实时采集，并运用边缘计算模块每秒对 8000 个数据点进行实时解析。当系统识别到环境温度骤降导致球管阴极预热效率下降时，能自动触发补偿算法将预热电流提升 5%~8%，同时联动楼宇空调系统对送风温度进行调节，使单台 CT 设备年均无效待机时间由之前的 1200 小时减少至 280 小时，这意味着每台设备每天可增加 3.2 小时的有效接诊时长，相当于每年多完成 5800 例胸部 CT 扫描。更值得关注的是，系统通过分析球管阳极靶材的电子轰击热应力数据，建立基于深度强化学习的寿命预测模型，将原本固定周期更换的维护策略优化为每 500 次扫描动态评估损耗程度，此举使某省级医院 CT 设备的球管使用寿命从常规的 15 万次曝光延长至 19.5 万次，设备核心部件更换频率降低 30%，直接为该院减少了约 47 万元的年度维修预算支出。这种智能化运维模式正在重塑医疗设备的管理范式。北京某三甲医院的 3.0T 磁共振设备接入 CT 设备能效管理系统后，平台通过监测超导磁体液氦挥发速率与梯度线圈工作温度的相关性后，开发出了基于设备使用强度的动态冷却策略，将液氦年补充量从 1200 升降至 860 升，不仅大幅降低了设备的维护成本，更将设备意外停机风险系数从每月 2.3% 降至 0.7%，为日均 89 例神经系统检查的连续性提供了有力保障。

环境效益的提升则体现在能源消耗与生态足迹的同步优化上。以中山大学附属肿瘤医院质子治疗中心的代表性实践为例，该中心在束流控制系统中部署的物联网传感阵列以每秒 1200 次的采样频率捕捉肿瘤靶区密度、患者体位偏移等治疗参数，结合蒙特卡罗算法对粒子加速器的供能曲线进行动态修正，当传感器检测到肺部肿瘤因呼吸运动产生 3 毫米位移时，系统能在 0.8 秒内重新计算束流能量的沉积分布情况，并将照射野精度控制在 ±0.35 毫米范围之内。这种亚毫米级的控制能力使设备单次治疗能耗从 38 千瓦时降至 22.4 千瓦时，年度电能节约相当于减少 142 吨二氧化碳排放量。更具生态价值的是，系统通过优化束流传输路径中的磁铁励磁参数，将冷却水循环系统的热负荷降低 41%，年减少冷却用水消耗 2.3 万吨，这相当于填满 4.6 个标准游泳池的水量。对于地处珠江三角洲核心地带的该医院而言，节水效益直接转化为环境风险的降低——以往冷却塔蒸发损失导致的周边地块沉降速率从每年 5 毫米减缓至 2.1 毫米，设备机房地下结构的防渗漏改造成本因此缩减 65%。这种环境效益的溢出效应还在持续扩大，当系统与医院光伏储能装置实现数据互通后，质子治疗设备的谷电利用率提升至 79%，在 2023 年夏季用电高峰期间 17 次成功避免电网波动导致的治疗中断，既保障了肿瘤患者的治疗连续性，又为医院减少了 28% 的年度购电成本。该院将节省出的经费用于建设肿瘤患者康复花园，将物联网技术在医院能源设备中的应用优势扩展为环境治理与人文关怀的协同增益。

物联网技术应用带来的经济效益则呈现出“节能—增效—惠民”的链式反应。四川省人民医院的智慧能源管理平台建设便是典型案例，该平台通过 NB-IoT 技术将全院 87 类、共计 632 台医疗设备纳入统一监测网络，构建起涵盖电力、蒸气、医用气体的全景式能源管理矩阵。在设备层，系统针对数字减影血管造影系统（DSA）开发了基于负荷预测的智能待机模式——当手术排程系统显示未来 2 小时内无介入手术时，平台会逐步将 C 型臂机架旋转备用功率从 12 千瓦下调至 3 千瓦，同时维持探测器冷却系统的基准运行，这种“浅睡眠”状态使单台 DSA 设备的待机能耗降低 74%，全院 6 台 DSA 设备年节约电费高达 86 万元。在系统层面，平台通过分析 MRI 设备群与中央空调系统的能耗耦合关系，创建了热负荷动态匹配模型：当 3.0T 磁共振设备启动时，冷却水循环泵的转速会根据实时热交换效率自动提高 23%~35%，从而使冷却系统综合能效比（COP）从 2.7 提升至 3.9，将相关设备的年运行成本减少了 41 万元。更深远的影响在于，该院通过智慧能源管理平台在 3 年间累计节省的 2300 万元能源经费，被优先用于引进全球领先的 PET-MR 分子影像设备，使早期肿瘤检出率提升 18 个百分点，直接推动肿瘤科年接诊量增长 37%。这种经济效益的良性循环在西部地区的基层医院同样显现威力，当某县级医院通过物联网平台实现 DR 设备群的错峰运行时，不仅将月度峰谷电费差缩减 58%，更将节省的运维资金转化为数字化阅片系统的升级经费，使放射科诊断效率提升 40%，患者等待影像报告的时间从 3 天压缩至 6 小时。这种“硬投入”与“软服务”的同步提升，正是医疗资源均等化发展的生动注脚。

结构性变革的深层影响更体现在管理模式的数字化转型上。上海某区域医疗中心的实践揭示，物联网平台通过设备群协同优化产生的系统价值远超单点改进之和：当平台接入 CT、MRI、DSA 等 12 类影像设备后，开发出基于治疗流程的能源调度算法——在晨间检查高峰期，系统会优先保证 CT 设备全功率运行，同时将相邻 MRI 设备的液氦压缩机转速调节至经济模式；当急诊绿色通道启动时，平台能瞬间唤醒处于深度待机的 DSA 设备，并协调配电系统在 0.3 秒内完成 15 千瓦负荷的紧急调配。这种智能协同使设备群综合能效提升 29%，年度运维成本减少 520 万元。更重要的是，设备响应速度的提升使急性胸痛患者的检查等待时间中位数从 43 分钟降至 9 分钟，抢救成功率相应提高 14 个百分点。该中心还将节约的能源经费转化为人才培训基金，通过建设 VR 模拟培训中心，使放射科技师掌握新型设备的操作效率提高 60%。这种"物联设备—智能系统—人力资源"的协同进化，正在重塑现代医疗机构的核心竞争力。此外，这些实践成果通过 5G 专网实现跨院区数据共享后，某医疗集团下属 8 家医院的设备能效基准值在 3 个月内趋近对齐，区域医疗资源的配置效率因此提高 23%，这标志着物联网技术正由单院区应用转向医疗联合体系统性应用。

第五节　物联网技术应用实践成果价值评价

以医疗设备能源管理领域的视角对物联网技术的应用实践成果展开评价可以发现，该技术的应用不仅在很大程度上推动了医院能源设备的数字化转型进程，更是在技术层面、环境层面和社会层面体现出了多维的实践价值。

在技术价值层面，物联网技术的广泛应用为数字化重构传统的设备运行模式带来了根本性的突破：通过物联网传感网络与边缘计算技术的深度融合，医疗设备的能源控制模式实现了从被动响应到主动预测的质变升级，这种技术进化的深层价值在于打破了机电设备物理性能的极限约束。以飞利浦医疗在浙江实施的 DR 设备物理网改造项目为例，其开发的动态电源管理系统不仅使设备单次检查能耗降低 62.5%，还大幅提升了系统供能的稳定性，从而将影像质量合格率提高了 19 个百分点。更关键的是，通过构建设备全生命周期能量流模型，可在保障设备核心功能完好的前提下，利用毫秒级电流波形调节技术将无效能耗转化为有效功输出。这种能量转化效率的突破性提高，实质上是将医疗设备的能源管理从依靠经验运维的粗犷式管理推进到数据驱动的精控时代，其技术示范效应已催生出《医用影像设备物联网接口规范》等行业标准，标志着我国在高端医疗装备智能化领域开始掌握技术话语权。这种技术突破的溢出效应在基层医疗体系中尤为显著，设备能源效率提高与远程运维能力相结合直接改写了医疗资源配置的基本逻辑。云南省医疗物联网平台的实施案例深刻印证了这一点：将三甲医院的影像诊断能力转化为可调度的数字服务，不仅可使偏远地区的诊断成本减少 53%，而且可以为构建新型的优质医疗资源分配机制提供可靠的技术支持。在怒江傈僳族自治州，基层卫生院 DR 设备在接入物联网平台后，日均检查量由以往的 1.8 例跃升至 7.2 例，设备闲置率从 67% 降至 9%，这种量级的变化为基层医疗机构赋予了承接大病筛查的能力。设备利用率突破临界点后产生的质变在临沧市云县催生出了“设备共享池”的创新模式，全县 17 家乡镇卫生院通过物联网平台实现了设备资源的动态调配，使县域影像检查响应时间缩短 82%，这种技术赋能的资源重组从本质上重构了基层医疗服务的供给体系。

物联网技术带来的环境效益则呈现出独特的时空延展特性，设备节能产生的碳减排效益与医疗服务可及性提升形成正向循环。首批 412 家物联网化医院年度减少了 86 万吨二氧化碳排放，其深层价值不单单体现在环境指标改善这一方面，更在于开辟了医疗体系绿色转型的技术路径。北京协和医院通过建立医疗设备碳排放计量系统，将每台设备的碳足迹精确到检查项目级别，这种精细化管理模式使该院在 2023 年成功入选联合国气候行动网络最佳实践案例。更值得关注的是，当环境价值与技术价值产生共振后，催生出全新的医疗设备研发方向——上海联影医疗基于物联网能耗数据开发的低剂量 CT 系统，可在保证影像质量的前提下将单次检查能耗再降 28%，这种技术迭代标志着我国医疗装备产业开始在全球绿色医疗技术创新领域发挥出引领作用。环境价值的深层拓展体现在医疗废物处理领域的技术革新。浙江大学医学院附属邵逸夫医院通过物联网技术建立的医疗废物全流程能量管理系统，可将焚烧炉的能耗与废物热值进行智能匹配，使医疗废物处理综合能效提升 39%，每年减少碳排放 1.2 万吨。更值得关注的是，该系统还可通过能量回收装置将余热转化为蒸气能源供消毒供应中心使用，这种能源梯级利用模式催生出医疗机构的“微循环”能源体系，为大型医疗建筑的零碳转型提供了关键技术支撑。该项目的示范效应现已带动长三角地区 47 家三甲医院启动医疗废物能源化改造行动，为构建区域性绿色医疗协同网络起到了良好的推动作用。物联网技术应用于医院能源设备的实践成果在公共卫生领域发挥出的环境价值为创新实践提供了崭新视角：通过物联网技术对呼吸治疗设备的能耗特征进行大数据分析，发现不同治疗模式下设备能耗存在 31% 的优化空间，以这 31% 的能耗优化空间为基础研发智能呼吸治疗系统。该系统可在保证治疗效果的同时使设备能耗降低 38%，并将氧气利用率提高至 93%。这项创新通过精准供氧技术将慢性呼吸衰竭患者的住院时间缩短为 3.2 天。这种环境效益与临床效益的协同提升，为呼吸系统疾病的绿色治疗开辟了新路径。

物联网技术应用成果的技术价值与社会价值相互交织在急救医疗领域展现出特殊张力。深圳市急救中心通过物联网技术构建出的“移动 ICU”系统，在救护车生命支持设备的能源管理上实现重大突破：通过将患者的生命体征与设备功耗进行动态匹配，可在保证医疗安全的前提下使车载设备续航时间延长 4.2 倍。这项创新使该区域的医疗急救半径从 32 千米扩展到 89 千米。此外，在宝安区成功实施的空中急救物联网项目，更是通过卫星物联网实现了对急救设备能源状态的天地一体化监控，使山区危重患者的获救率提升 41%。这种技术突破的社会价值已然超越了单纯的效率提高，更是通过打破急诊医学的时空边界将“黄金抢救时间”从理论概念转化为可操作的医疗实践标准。在技术赋能基层医疗的实践中，青海省玉树藏族自治州开发的“光伏 + 物联网”模式具有范式突破意义。该地区利用高原日照优势，在乡镇卫生院部署了光伏供电的物联网医疗设备系统，通过智能能源管理系统将设备供能与太阳辐照强度进行动态匹配。这套系统不仅使设备综合能效提升至 81%，更关键的是攻克了高原地区医疗设备供电不稳的难题。在治多县，配备该系统的彩超设备首次实现全年 365 天不间断运行，孕产妇系统管理率因此提升 73%。这种技术解决方案的社会价值在于为特殊地理环境下的医疗资源公平提供了可复制的技术样本。

在技术价值向临床价值的转化过程中，四川大学华西医院的实践具有里程碑意义。该院研发的智能手术室能源管理系统，可通过实时感知手术进程对净化机和麻醉废弃处理设备的运行参数进行自动调节，在确保手术环境符合相关标准的前提下，使单台手术的综合能耗降低 44%。这项创新不仅可每年为医院节约 380 万千瓦时的用电量，更重要的是还直接将手术室准备时间缩短 60%，使日均手术接台量提升 25%，将设备的效率提高直接转化为医疗机构救治能力的扩容。在 2022 年应对突发公共卫生事件期间，该系统的弹性供能特性使医院单日最大手术接台量突破常规极限的 37%，充分彰显了物联网技术对医疗应急能力的强化作用。

物联网技术实践应用成果的社会价值所展现出的空间重构特性在边疆地区的表现尤为突出。新疆医科大学附属肿瘤医院搭建的放疗设备物联网平台，通过智能调度系统将全疆 17 台直线加速器的治疗能力整合为虚拟化资源池，使设备日均有效治疗时间从 7.2 小时延长至 18.5 小时。这种突破物理空间限制的技术方案，使和田地区晚期肿瘤患者赴乌鲁木齐就诊的比例从 83% 降至 19%，不仅为患者节省了大量的就医成本，更重要的是帮助疾病终末期患者维护了生命尊严。在该平台累计服务的 2.3 万例患者中，有 47% 的患者实现了在居住地 300 千米范围内完成全程放疗，在大幅提升医疗资源可及性的同时，从根本上重塑了边疆地区社会公共健康服务的发展格局。

第六节　物联网技术应用于医院能源设备面对的挑战及对策

虽然受益于物联网技术的万物互联优势，能源设备乃至整个医疗体系的数字化转型速度都有了质的提升，但是这种技术变革随着实践应用范围的扩大也逐渐暴露出了需要持续改进的关键问题。某省级医疗能源平台2023年遭遇的APT攻击事件导致37家医疗机构设备运行数据外泄直接揭开了医疗物联网安全防护所面临的困境。攻击者通过破解某型MRI设备的边缘计算节点，持续窃取包括患者检查时段分布、设备能耗曲线等敏感信息达112天，从而导致某三甲医院被迫对肿瘤患者的放射治疗排期进行调整，间接延误了17名重症患者的诊疗进程。这类安全危机的根源在于数据安全需求随医疗物联网设备数量呈指数级增长而持续扩大与安全防护体系迭代滞后的矛盾。据行业调研，国内医疗物联网终端设备数量已从2020年的860万台激增至2023年的3100万台，但其中具备动态防御能力的设备仅占12.7%。物联网技术应用安全性不足这一问题对医疗质量的核心领域也造成了不可忽视的负面影响，其中北京某高端妇产医院的案例极具警示意义。物联网安全漏洞导致该院新生儿监护室温控数据被恶意篡改，使得12间VIP病房的温度在48小时内频繁波动超过±2℃，不仅造成26组培养箱的细胞样本失活，更导致3名早产儿出现体温调节功能紊乱。这种将患者生命安全置于风险之下的严峻现实，倒逼着行业加快构建医疗物联网的韧性体系。要破解这个困局，就需要建立覆盖设备研发、部署、运维全周期的安全架构。例如，在CT机电源管理模块嵌入轻量化可信计算芯片或在医疗UPS系统中部署具备人工智能异常流量监测功能的边缘网关，以便进一步提升设备运行体系的数据安全防护能力，切实保障物联网技术的应用安全。最新的技术探索显示，采用“零信任”架构的能源管理系统可将未授权访问响应时间缩短至47毫秒，而基于区块链技术的设备身份认证机制，则使南京某医院的设备接入认证效率提升了8倍。

相较于可见的安全威胁，老旧设备改造过程中的技术鸿沟也不容小觑。在华东某大型综合医院的能源物联化改造项目中，2008年前购置的23台关键设备的Modbus协议与OPC UA标准不兼容，直接导致手术室供电监控存在3.2秒的时延盲区。这种系统割裂现象在2023年夏季用电高峰期间引发了系列连锁反应：楼宇自控系统未能及时获取介入治疗中心的实时负载数据导致电压调节出现过度补偿，致使DSA血管造影机发生3次意外宕机，进而造成11台心脏介入手术被迫中断。深究老旧设备改造面临技术兼容性挑战的原因不难发现，其中既有历史设备通信协议碎片化的客观制约，同时也暴露出了改造路径的系统性缺失。行业专家建议，可采用“分阶段协议转换”方案来应对技术兼容性问题。例如，为老式呼吸机电源模块加装支持多协议解析的智能适配器，同时建立医疗设备通信协议互操作认证体系，以使不同世代的设备能在物联网能源管理系统中实现“数字对话”。

值得关注的是，专业运维力量的不足正在形成制约物联网技术应用的“隐形断层”。西南某省开展的医疗物联网专项审计发现，省内72%的医院能源管理系统存在“重建设轻运营”现象，某新建智慧医院虽然部署了先进的能源管控平台，却缺乏具备交叉学科专业能力的运维团队，致使系统在投用3个月后逐渐沦为“电子看板”——2023年12月，因能源管控平台未能得到有效维护，在运行过程中无法及时识别到重症监护室不间断电源电池组出现异常衰减，最终导致ECMO设备在电网闪络时发生0.8秒的供电中断，虽然这一事件未对患者的生命安全造成直接伤害，却暴露出了运维体系中的重大隐患。这种能力缺口源于医疗、能源、信息技术三重知识领域的融合障碍，为保障物联网技术应用的有效性和实效性，应建立健全“医疗能源工程师”认证体系，在医科大学临床工程专业中增设智慧能源管理课程模块，并同时大力开发具备故障自诊断功能的数字孪生运维平台，以便从人才培养和技术升级两个方面为物联网技术的应用质量保驾护航。

物联网技术应用所面临的更为严峻的挑战来自系统集成的结构性矛盾。在华南某医疗集团的能源互联网项目中，虽然单个设备的物联化率可达到89%，但不同子系统间的数据壁垒却使项目整体的节能效益较预期下降37%，其中较为典型的案例是手术室正压送风系统与洁净空调机组间的控制冲突：即便是物联网感知层准确捕捉到了手术台处于闲置状态，却因能源管理系统与医疗业务系统缺乏数据交互，导致送风系统仍在持续维持高等级洁净度，造成每小时58千瓦时的无效能耗。这种“信息孤岛”现象折射出医疗物联网建设中的本位主义思维，亟须建立跨部门的医疗能源协同管理机制，在顶层设计层面统一数据标准和交互接口，如参照 IEEE 11073 医疗设备通信标准构建能源信息模型。

为有效应对这些多维度的挑战，应从全局的视角出发积极构建系统性的改进机制，使不同的改进措施有机融合。在武汉某区域医疗中心的实践中，通过构建“安全—兼容—运维”三位一体的改进框架，使物联网系统的综合效能提升了 2.3 倍：该中心不仅为 256 台关键设备部署了具备自适应加密能力的通信模组，还开发了支持 14 种历史协议转换的虚拟化网关，更创新性地将设备运维知识图谱与电子病历系统对接到一起，使能源管理人员通过及时获取诊疗排班信息对供电策略进行实时优化。这种系统性的改进路径表明，医疗物联网的深化应用既需要技术领域的创新突破，又离不开管理模式的同步变革，只有将能源管理深度嵌入医疗服务的全流程，才能真正释放出能源设备数字化转型的价值。值得欣喜的是，在 2023 年启动的“医疗新基建”国家工程中，已专门设立智慧能源联合攻关项目组，其研发的医疗设备协议转换中间件成功解决了 DR 摄影系统与能源管理平台的对接难题。更具有战略意义的是，该工程正在建立覆盖全国范围的医疗物联网安全态势感知平台，通过采集分析 1600 余家医疗机构的实时运行数据，成功对 13 起潜在的大规模攻击事件完成了提前预警。这些国家层面的系统布局，配合医疗机构内部建立的“能源物联网跨部门协调委员会”，正在编织出一张立体化的改进网络。在通往智慧医疗的道路上，每个技术的突破都在揭示新的改进空间，就像精准医疗需要基因测序与临床实践的持续对话，医疗能源管理的数字化转型也需要在技术创新与风险防控之间找到动态平衡点。这种螺旋式上升的过程，恰恰印证了医疗物联网的发展本质：它不是某个技术方案的终点，而是医疗服务持续进化的重要阶梯，在这个过程中每个技术暴露出的不足都是通向更高维度的路标，指引着我们以更系统、更包容、更敬畏生命的态度去构建真正智慧化的未来医疗图景，以便将医疗系统推向更高效、更绿色、更人性化的方向持续演进。

第六章

大数据与云计算平台架构在医院能源设备数字化转型中的应用

在医疗领域数字化转型与“双碳”目标交会的当下，大数据与云计算平台架构正成为重构医疗能源体系的核心技术支柱，这种技术融合不仅改变了传统医疗设备的运行模式，更在碳足迹追踪、绿色计算优化等方面展现出独特价值。

第一节　大数据与云计算平台架构的基本概念

大数据是信息时代催生的新型数据形态，其本质在于突破传统数据处理模式的容量与能力边界，形成多维度、多模态、多层级的数据集合体，这种数据形态并非通过单纯的数量累积就能实现的，而是需要通过量变引发质变，使数据采集、存储、分析和应用产生全链条技术体系的重构。从本体论视角观察，大数据表现为物理空间与数字空间持续交互产生的动态数据流，其存在形式既包含结构化数据表，也涵盖非结构化文本流、时序信号、空间坐标等异构数据形态，其本质可以看作用数据构成对现实世界的连续数字化映射。在技术特征维度，大数据与传统数据核心要素的区别主要在体现在它独特的四个基本属性：数据规模突破单机存储与处理能力的物理极限，从 TB 级向 PB 乃至 EB 量级持续扩展；数据生成与处理速度呈现实时化特征，要求系统具备毫秒级响应能力；数据结构呈现多元异构性，结构化数据与非结构化数据交织形成复杂的数据生态系统；价值密度呈现非线性分布，有效信息往往隐匿于海量噪声数据之中，需通过特定算法进行萃取。这些特征共同构成大数据存在的必要条件，也决定了传统数据处理技术的失效边界。支撑大数据运行的技术体系建立在分布式计算原理之上，其核心架构由存储层、计算层和应用层共同组成且呈现出螺旋上升的闭环形态。分布式文件系统通过数据分片与冗余存储机制使跨物理节点的海量数据达成持久化保存；并行计算框架采用 MapReduce 编程模型，将计算任务分解为可并行执行的子任务单元；流式计算引擎则通过滑动窗口与状态保持机制实现对持续数据流的实时处理。这种架构创新的本质在于重构数据与计算的时空关系，将集中式处理的串行模式转变为分布式计算的并行模式，在数据局部性原理指导下实现计算向数据的主动迁移。

数据处理范式的革新是大数据与传统数据管理之间的本质性差异。关系型数据库的 ACID 原则（原子性、一致性、隔离性、持久性）被 BASE 理论（基本可用、软状态、最终一致性）替代，这种转变反映出大数据场景下可用性与一致性的新平衡。批处理与流计算的融合架构打破传统 ETL（抽取—转换—加载）流程的界限，形成持续数据消化能力。更深刻的变化发生在数据思维层面：全量数据挖掘取代了统计学中的抽样分析，确定性推理让位于概率性预测，因果关系的执着探索转向关联关系的价值发现，这种认知逻辑的迁移重构了人类获取知识的基本路径。价值创造机制是大数据存在的终极意义，原始数据经过特征提取、维度规约、模式识别等处理流程后直接转化为具有决策价值的结构化知识。这种转化过程依赖复杂算法对数据内在关联的深度挖掘，包括但不限于聚类分析揭示数据分布规律、分类算法构建预测模型、关联规则发现隐性联系等。知识发现的深度与广度直接取决于数据集的完备性和算法的适应能力，这两者是大数据实现价值创造不可或缺的二元驱动力量。

在系统论层面，大数据技术体系展现出了独特的自组织特性。数据采集端的多源传感器网络构成系统的感知末梢，分布式存储架构形成数据存取的神经网络，计算集群如同新陈代谢系统持续消化数据以获取养分，可视化界面则承担着知识输出的接口功能。这种有机体的运作模式具有显著的弹性特征，既可通过横向扩展应对数据规模的指数增长，又可通过容错机制保障系统在局部失效时的持续服务，还可通过负载均衡实现资源利用的动态优化，从而最终形成具备自我修复能力的智能数据处理生态系统。总而言之，大数据的产生标志着人类认知世界的工具出现了历史性的革命，它突破了传统科学研究中基于实验观察和数学推导的二元方法论框架，使数据资源本身演变为新的知识生产基础设施，从而催生出区别于归纳法与演绎法的第三种认知路径，即通过对海量信息的深度挖掘与模式识别直接生成科学洞见：全量数据替代抽样数据消解了统计推断的置信度焦虑，多维关联网络超越因果链条拓展了现象解释的维度，概率预测模型突破确定性思维构建了应对复杂性的新方法论。这种认知升级不仅改变了技术实践路径，更重塑了人类理解客观世界的基本方式，使数据成为连接物质世界与意识世界的新型介质。

云计算平台架构是实现数字资源服务化的系统性框架，其本质在于将离散的物理计算单元转化为可编程的虚拟服务集合，通过抽象层解耦硬件能力与业务需求，构建出具备全局资源调度能力的动态供给系统。这种架构并非单纯的技术堆砌，而是通过虚拟化技术对计算、存储、网络资源进行原子化重组，以便形成可弹性伸缩的资源池，从而在逻辑层面彻底打破基础设施的物理边界，建立起按需分配、按量计费的数字化服务交付模式。在技术实现维度，云计算平台架构是一个多层次的能力封装体系，底层硬件设施通过超融合架构实现计算、存储、网络的三维虚拟化，以便形成具备统一接口的资源供给平面；中间控制层采用软件定义技术构建智能调度中枢，通过资源监控模块实时感知负载状态，结合预测算法实现跨数据中心的动态负载均衡;上层服务门户则通过标准化 API 暴露核心能力，将基础设施转化为可编程对象，支持用户通过声明式配置自主定义服务拓扑。这种分层设计的关键价值在于将刚性资源配置转化为柔性服务组合，使硬件迭代与业务演进形成并行发展路径。云计算平台架构的核心运行机制建立在服务编排引擎与自动化管理框架之上，工作流引擎通过策略驱动的方式将用户的需求转化为资源调度指令，在容器编排、虚拟机迁移、存储卷挂载等操作层面对原子操作进行序列化执行。状态同步模块可持续追踪资源分配与实际消耗的偏差值，通过闭环反馈机制触发自动扩缩容操作，以确保服务质量协议中的性能指标可获得持续性满足。这种自适应的资源管理模式重构了传统信息技术系统的运维模式，将人工干预转化为策略驱动的智能响应过程。安全可信架构作为贯穿各层的核心支撑体系，在物理安全、虚拟化隔离、网络防护、数据加密四个维度构建纵深防御机制：身份联邦系统通过多因子认证与动态令牌技术实现细粒度访问控制；零信任架构替代传统边界防护模型，在服务间通信层面实施持续的身份验证与权限校验；数据生命周期管理系统则通过加密沙箱、隐私计算等技术，在数据存储、传输、处理的每个环节维护信息主权，以确保多租户环境下的资源隔离与数据合规性。

云计算平台架构的价值创造逻辑体现为资源利用效率与服务响应速度的双重提高，通过资源池化打破传统烟囱式系统下存在的资源孤岛困境，利用统计复用原理将闲置资源重新注入服务流，以形成规模效应驱动的成本优化曲线。计量计费模块将 CPU 周期、内存字节、网络带宽等基础资源转化为可量化的计费单元，配合服务水平协议形成精细化的运营模型。这种商业模式创新使计算能力如同水电般成为标准化公共服务，从根本上改变了信息技术资源的获取方式与成本结构。在系统演进层面，云计算平台架构展现出持续进化的生态特征，边缘计算节点与中心云形成互补拓扑，混合云架构打通公私资源边界，无服务器计算模式进一步抽象基础设施细节，这些创新共同推动着计算服务向更高层次泛在化发展。这种演化过程遵循着资源抽象程度不断提升、服务粒度持续细化、自动化水平阶梯增强的技术路径，最终形成具备自我优化能力的智能云原生体系，为数字化转型提供动态适配的基础支撑。

大数据与云计算平台架构的融合缘于两者在技术特性上的互补性需求。大数据处理需要应对海量数据在存储、计算与分析方面的挑战，而云计算平台旨在提供弹性可扩展的基础设施资源，两者的结合本质上是通过架构创新将数据处理的业务逻辑与底层资源供给动态解耦，形成可自适应的协同运行机制。大数据与云计算平台架构实现融合的技术原理首先体现在资源抽象层对异构计算能力的标准化封装，通过虚拟化技术将物理服务器集群转化为可弹性调度的虚拟资源池，使大数据处理框架能够摆脱硬件资源的物理限制，在逻辑层面按需构建分布式计算集群。当数据处理任务触发时，云计算平台通过资源调度器动态分配 CPU 核、内存块与存储卷，使之形成与任务规模相匹配的虚拟执行环境，并在任务结束后立即释放资源回池，这种动态绑定机制解决了传统架构中资源预留导致的利用率低下的问题。在数据存储与计算逻辑的交互层面，融合架构可实现对传统的存算一体模式进行重构，从而有效解决了资源僵化导致的扩展性受限与计算存储资源利用率不均衡的问题。云计算平台通过对象存储服务构建逻辑统一的数据湖，将数据块分布式存储在跨地域的物理节点上，同时利用高速网络实现计算节点与存储节点的低延迟通信。大数据处理框架的计算逻辑被分解为多个并行任务单元，每个任务通过元数据定位所需数据块的位置信息，直接从分布式存储层拉取数据片段进行处理，待处理结果回传存储层后即触发后续任务链。这种存算分离架构使计算资源与存储资源能够独立扩展。例如，在数据量激增时仅需扩容存储节点，在计算复杂度提升时只需单独扩展计算集群，从而避免了传统架构中存储与计算绑定扩展导致的资源浪费。数据分片策略与计算任务调度算法的协同优化进一步提高了处理效率，存储层的分块大小与计算层的任务粒度通过一致性哈希算法实现动态匹配，可确保数据局部性优势与并行计算效率的平衡。

服务化接口的深度集成是技术融合的关键枢纽。云计算平台将基础设施能力封装为标准化 API 服务，大数据处理流程中的每个环节均可通过服务调用实现功能解耦。数据采集模块通过消息队列服务对高并发数据流进行缓冲与分发，计算引擎通过容器服务动态实例化处理单元，分析结果通过数据库服务持久化存储，整个过程形成可自由组接的服务链条。这种设计使大数据处理流程具备模块化重构能力。例如，流处理与批处理任务不仅可共享同一数据源，还可通过不同服务组合实现混合负载支持。服务治理机制通过流量控制、熔断降级等技术对整个服务链的稳定性加以保障，当某个服务节点出现性能瓶颈时，编排引擎可自动切换备用服务实例或调整任务分配策略，以维持整体处理管线的可靠性。自动化编排引擎作为融合架构的中枢神经系统，通过策略驱动的资源管理使处理效率与成本达到最优化。任务提交时，编排系统基于数据规模、处理算法复杂度、服务质量要求等参数生成最优资源分配方案，方案可涵盖计算节点类型选择（如 CPU 密集型或 GPU 加速型）、存储副本数量配置、网络带宽预留等关键技术参数。在任务执行过程中，监控系统对资源利用率、任务进度、网络延迟等指标进行实时采集，并通过反馈控制算法动态调整资源配额，如在数据倾斜场景下自动增加热点数据分区的计算资源分配。容错机制通过检查点持久化与任务重启策略以确保处理连续性，当节点故障导致任务中断时，系统基于最近的有效检查点重新调度任务副本，以便避免整体流程因局部失效而崩溃。安全与合规机制在融合架构中形成贯穿数据处理生命周期的防护体系。数据在存储阶段可获得客户端加密与服务器端加密的双重保障，密钥管理系统确保加密过程与云平台运维体系隔离；传输过程采用量子安全加密协议建立端到端安全通道，以防止中间人攻击；计算阶段通过可信执行环境（TEE）技术构建加密内存空间，确保敏感数据在处理过程中始终处于受控状态。多租户隔离机制在虚拟化层、网络层、应用层实施立体化权限控制，通过基于角色的访问策略限制不同用户的数据操作范围，审计日志完整记录数据处理轨迹以满足合规性要求。

这种融合架构最终实现了数据处理能力与资源供给能力的弹性分层扩展，通过云计算平台的弹性资源池化解大数据处理中的资源浪费与扩容瓶颈的问题，同时利用大数据技术栈的计算范式对资源使用效率进行优化。两者的协同作用使系统能够以近似线性的扩展比应对数据量与计算复杂度的指数级增长，从而形成具备自优化特征的技术生态体系。当处理需求波动时，资源供给层通过弹性伸缩机制使供给曲线与需求曲线达成动态拟合，在保障服务等级协议（SLA）的前提下将基础设施成本最小化，这种技术融合模式为复杂数据处理场景提供了普适性的架构解决方案。

第二节　大数据与云计算平台架构的应用优势

在数字化与低碳化双重变革的交会点上，大数据与云计算平台架构的深度融合正重构着现代社会整体的运行模式。这种技术联姻不仅突破了传统信息系统的效率天花板，更通过资源协同调度、算法动态优化、服务精准供给三大核心机制构建起支撑数字经济与绿色经济协同发展的数字基座。从基础设施的智能演进到生产流程的范式转型，从供应链网络的全局优化到环境治理的精准施策，两者的协同效应既在超大规模异构数据的即时解析中具象化呈现，更通过毫秒级响应的智能决策机制使系统级资源配置实现多目标协同优化。这种技术融合本质上创造了“数据价值密度提升”与“算力碳强度下降”的共生范式，其应用优势在“双碳”目标推进过程中展现出独特的实践张力。

在动态资源适配层面，大数据处理与云计算平台的深度融合形成了“资源随需而动、算力按秒计费”的技术模式，其核心优势体现为基础设施的原子化解构与赋予业务逻辑智能化重组能力。云计算虚拟化技术通过虚拟化管理器层对物理服务器的 CPU 指令集、内存寻址空间、磁盘 IO 通道进行二进制层面的抽象剥离，将传统烟囱式架构中固化的计算单元转化为可实现跨地域调度的虚拟化资源池。以新能源汽车电池健康度预测场景为例，当企业需在 48 小时内将训练集群从 200 核 CPU 线性扩展至 8000 核 GPU 时，阿里云弹性容器实例（ECI）依托内核级轻量化虚拟化技术，在控制平面通过容器编排调度器实时解析 TensorFlow 框架作业的算子依赖图，在数据平面则借助神龙芯片的硬件卸载能力绕过传统虚拟化网络栈，直接打通容器组与 RDMA 高速网络的物理通道，在短短 23 秒内就可使 5.4 万容器实例完成冷启动。与此同时，Spark 内存计算框架通过动态执行计划优化器，将原本需要 27 天完成的梯度下降计算分解为 32768 个弹性微任务：当资源池注入 GPU 算力时，DAG 调度器自动将逻辑回归中的矩阵运算从 CPU 迁移至 CUDA 核函数；当数据倾斜超过阈值时，自适应 Shuffle 服务会立即启动动态分区重组，利用布隆过滤器算法对 17TB 的特征数据进行跨节点再平衡。这种“基础设施代码化、代码逻辑资源化”的协同机制，本质上相当于构建了资源供给与计算需求的双向感知神经网络：云计算平台通过监控普罗米修斯监控指标中的容器 CPU 抢占率、GPU 显存页错误率等 53 项参数，实时构建资源供给的拓扑状态图；大数据引擎则根据执行计划中 Stage 的 RDD 血统关系、数据局部性特征，动态生成资源需求的特征向量。两者的深度耦合使省级电网在面对寒潮时可通过资源编排引擎将 3000 万智能电表的流式处理与气象模型训练进行多维时空交织：在 Flink 流处理引擎中，窗口算子根据 CEP 规则引擎检测到的温度骤降事件，动态调整状态后端从 Memory 切换到 SSD 存储；而 XGBoost 模型训练任务则通过全局规约实现通信优化，将梯度聚合的通信开销从传统 TCP/IP 的毫秒级压缩至 RoCEv2 网络的微秒级。这种弹性的资源适配体系不仅使负荷预测准确率提升至 98.2%，更重要的是构建了“计算密度随业务熵变”的动态平衡机制，当业务负载呈现脉冲特征时，云计算资源池可利用热迁移技术将虚拟机从华东可用区漂移至内蒙古风冷数据中心，在降低 37% 备用电源配置量的同时，实现每瓦特算力与碳排放强度的精准映射，最终通过资源调度算法使柴油发电机的启停策略与实时电价曲线、碳交易市场价格形成闭环优化。

在算法能效优化维度，大数据与云计算平台的深度融合重构了传统资源调度范式的底层逻辑，通过构建实时数据流与计算资源的动态耦合机制，将离散的物理设备集群转化为具备自我优化能力的智能有机体。因传统云计算架构的静态资源分配模式受限于预设策略的机械性，往往会出现计算资源利用率在业务峰值期不足 50%、低谷期空转损耗超过 35% 的效能困境，而实时注入的多维数据流——从设备运行状态、环境变量波动到业务需求脉冲使资源调度系统进化出神经元网络般的感知响应能力。京东物流的全国仓储网络曾面临高峰期资源利用率不足 45% 的困境，其基于 Kubernetes 构建的云原生平台接入了订单数据、交通路况、天气预测等 300 余类实时信息流。通过强化学习算法动态调整容器配额，在“6·18”大促销期间实现计算资源利用率峰值达 79%，同时配送路径优化模型使车辆空驶率下降 18%，相当于每年减少 3400 吨柴油消耗量。这种数据驱动的资源自适应机制可以实现以毫秒级频率解析数百个维度的异构数据流，通过构建高维特征空间下的非线性映射模型，使容器编排策略可受到强化学习算法的动态调整，从而在保障服务等级协议（SLA）的前提下将计算资源利用率提升至 78%~82% 的效能区间，并同时通过反向传播机制将资源调度效果反馈至数据采集层，形成从边缘设备振动频率到云端虚拟机伸缩策略的闭环优化回路。这种双向赋能的智能涌现效应不仅使每单位算力承载的数据价值密度提升 2.3 倍，更通过精准预测负载波动曲线将备用资源池规模压缩 41%，在工业级应用场景中实现每万次 API 调用对应的碳足迹下降至传统架构的 27%，准确揭示出“数据智能转化”与“算力绿色演进”的深度耦合规律。当数据流的时空解析精度迈入亚秒级维度，云计算平台开始显现出类生命体的自我迭代特性，其资源调配机制突破预设逻辑的桎梏，在千万级异构节点的交互中自发演化出全局最优调度策略，并最终于多元能效目标的动态博弈中实现多维参数最优边界的连续拓展。

在碳足迹可视化领域，大数据与云计算技术的深度融合正在对环境治理的底层逻辑进行系统性重塑，通过构建“端—边—云”协同的智能感知网络与分布式计算架构，有效破解了传统碳管理中监测精度不足与计算成本居高不下的刚性矛盾。以某年产 1200 万吨特钢的工业集团为例，其部署的碳管理云平台深度集成了边缘计算网关与 5G 专网传输系统，在原料预处理、高炉冶炼、连铸轧制等 18 道核心工序中嵌入 7680 个智能传感器，以每秒 3000 次采样的频率实时捕获高炉煤气流量、焦炭热值波动、转炉烟气成分等 67 类工艺参数，并将其整合成日均 5.4TB 的碳流数据矩阵。这些异构数据流通过时间戳对齐与空间拓扑编码后，在基于海杜普 3.0 构建的混合云集群中进行多尺度特征提取，依托工序级碳排放因子动态建模算法，将原本模糊的吨钢碳排放估算误差从原来的 ±23% 压缩至 ±2.7%，相当于在单个转炉系统中每年精准识别出等同于 3.2 万吨标准煤的能源浪费盲区。当系统检测到精炼工序的碳排放强度偏离基准值 1.8 个标准差时，基于容器集群管理系统的智能调度模块会瞬间激活分布式计算资源池，通过无服务器架构调用预训练的工艺优化模型，在 17 秒内并行完成 12 万次蒙特卡罗模拟，生成涵盖氧枪高度调整、冷却水流量控制、废钢配比优化等 12 项关键参数的动态调节方案，并将指令逆向传输至 PLC 控制系统形成生产闭环。这种由毫秒级感知到秒级决策至分钟级执行的碳流调控机制，使该集团在保持产能不变的情况下，将吨钢碳排放强度从 1.82 吨二氧化碳降至 1.67 吨二氧化碳，仅单座 250 吨转炉的年减排量就相当于封存 74 万棵成年乔木的碳汇能力，更通过工艺参数的正反馈优化使吨钢能耗成本下降 14%，有力验证了环境效益与经济效益的协同增益模型。

这种技术模式创新的本质在于构建了碳数据价值转化的三维空间：在数据维度上，工业物联网与激光光谱分析仪等新型感知设备将碳流监测分辨率提升至分子级别，使设备振动频率、电磁辐射损耗等微观能耗特征首次被纳入碳核算体系；在计算维度上，云计算平台的弹性伸缩能力破解了碳建模中高并发计算的资源瓶颈，当处理多工序耦合的碳足迹溯源问题时，分布式计算集群可将传统单机需花费 150 小时的计算任务压缩至 23 分钟，同时通过 GPU 加速的深度学习算法将预测准确率提升至 97%；在服务维度上，容器化微服务架构可使碳管理应用解耦为 47 个独立功能模块，支持从碳排放预警到碳配额交易的敏捷开发与热部署。这种包含感知、计算与服务的三重进化，使传统离散型的碳管理活动升级为贯穿生产全周期的数字孪生系统，在虚拟空间中构建出与物理世界完全映射的“碳流图谱”。当炼钢工序中某个风机转速发生 0.5% 的偏移时，孪生系统不仅能在 8 秒内精准定位到对应的碳排放异常节点，更能通过图神经网络推演出该偏差对下游连铸机能耗的链式影响，从而实现提前 12 小时预测可能产生的 27 吨二氧化碳超额排放风险。这种技术融合的乘数效应在全球化碳治理场景中展现得更为明显，微软 Azure 与彭博社联合开发的碳数据湖平台，通过构建跨洲际的混合云基础设施，将全球 76 个国家和地区的 4129 家上市公司供应链数据纳入统一分析框架。该平台运用区块链智能合约构建多级数据确权机制，在保障商业机密安全的前提下，使上游铁矿开采的柴油消耗量与下游汽车制造的涂装工艺排放数据形成可验证的关联网络。当处理某跨国车企的电动车全生命周期碳足迹时，弹性映射归约计算集群可并行调用 124 个计算节点，在 90 分钟内完成从锂矿开采、正极材料制备到电池组装配的 368 个环节的碳流分析，相较传统人工核查模式，不仅将单次碳核算成本从 27 万美元降至 8300 美元，更通过动态权重分配模型识别出占总量 61% 的关键减排环节。这种超大规模碳数据治理能力，使欧盟碳边境调节机制（CBAM）所需的供应链穿透式监管成为可能，企业碳信息披露覆盖率从 18% 跃升至 79%，相当于为全球碳市场提供了可实时审计的数字化基础设施。平台内置的碳关税模拟器更能基于千万级贸易数据流，预测不同政策情境下产业链的碳成本传导路径，为政府间气候谈判提供量化决策支持。这种将环境治理从“事后核算”转向“事前模拟”的能力跃迁，标志着碳管理正式进入预测性智能时代。

大数据与云计算平台架构的有机融合催生出了具有自我进化能力的技术协同范式，其核心在于构建数据流与算力流之间的动态正反馈机制。当实时数据流与智能算法构成的动态协同机制突破传统线性处理模式时，系统将不再局限于预设场景的局部优化，而是通过数据质量与决策精度的螺旋式上升持续拓展多目标优化的解集空间。这种技术协同形成的增强回路表现为：高并发数据管道持续输入的多模态信息流通过分布式计算集群的实时特征提取，不断迭代生成更精细的资源配置策略；而策略执行过程中产生的反馈数据又反向优化数据采集精度与算法模型结构，使每轮优化周期都在更高维度上重构了资源调度与数据价值的映射关系。这种动态协同赋予了平台架构具备自主挖掘潜在优化维度的能力。例如，在多模态数据处理管道中，非结构化数据的语义解析精度提升会触发弹性计算资源的自适应编排策略，而计算密度的时空分布优化又推动着数据采样频率的智能调节，从而最终形成计算资源利用率与数据价值密度的共生增长曲线。这种超越简单功能叠加的深度耦合机制，本质上构建了从“数据驱动决策”到“决策重塑数据”的闭环进化路径，使系统在面对动态环境时能自发探索多目标协同最优的改进边界，在保障服务可靠性的同时将能效优化空间拓展至传统架构难以企及的维度，进而展现出从解决已知问题向创造新型价值跃迁的技术生命力。

第三节 大数据与云计算平台架构在医院能源设备中的应用路径

随着医疗行业能源消耗在全球碳排放占比突破 4.7%，不仅医疗机构正面临着环境治理与运营成本的双重压力，整个医疗行业也正经历着能源管理范式的革命性转变，而大数据与云计算平台架构的深度融合为医疗设备能源系统的数字化转型提供了底层架构支撑，为医疗产业实现绿色可持续发展开辟出了全新的路径。这种技术协同效应在手术室层流净化系统的智能调控中展现得尤为突出。某省级三甲医院通过部署基于数字孪生技术的能源优化平台，将 64 排 CT 机的单次扫描能耗从 3.2 千瓦时降至 2.1 千瓦时，降幅达 34%。其技术内核在于构建了覆盖设备全生命周期的数据代谢网络，当 MRI 设备的超导线圈启动时，部署在液氦制冷机组上的振动传感器可以以每秒 5000 次的采样频率捕捉机械振动频谱，这些高频数据流通过 5G 边缘计算节点进行傅里叶变换后，与设备的历史维护记录在云端形成多维关联矩阵。基于强化学习算法训练的能效优化模型，可在设备预热阶段动态调整励磁电流波形，使超导磁体维持阶段能耗降低 28%，这种实时优化的实现依赖云计算平台每秒处理 27GB 数据流的强大算力和微秒级响应的控制指令下发机制。更精妙的是，系统通过对 10 年期设备日志数据进行整合分析，自主发现了环境湿度与冷却系统能耗的非线性关系，从而以此开发出具有专利价值的自适应除湿算法，仅此单项技术就使设备群年节电达 48 万千瓦时。

结合医院能源设备的应用要求及大数据与云计算平台架构融合的技术特性展开分析可以看出，在实践方法层面医院能源设备技术协同的应用路径主要包括六个方面：全生命周期多维感知体系、数字孪生动态优化系统、多能流系统调控机制、区块链碳资产管理平台、预测性维护—能效融合运维、边缘智能自主决策网。其具体实践方法如下。

构建覆盖医疗设备全生命周期的多维感知体系，本质是利用物联网神经网络对能源代谢的认知维度进行重构，实现该体系的技术内核在于将传统离散的监测节点升级为具备时空连续性的生物型感知系统。比如，在质子治疗设备机房的实际部署中，光纤光栅传感阵列采用布拉格波长位移原理，通过在直径为 8 微米的光纤纤芯刻写周期性折射率栅区的方式将温度波动转化为 0.02 皮米级的光信号漂移，这种微纳级感知能力使冷却水循环管路即便是出现 0.01℃的异常温升也可被即时捕捉，而部署在旋转机架轴承座的压电薄膜传感器则以 10 千赫兹采样率捕获机械振动的高频谐波分量。这些原本被传统电表计量体系忽略的微观能量损耗特征，经边缘计算节点进行小波包分解后，形成表征设备健康状态的 128 维特征向量。其中值得关注的是，某三甲医院核医学科在 PET-CT 设备上部署的智能感知网络，通过将飞行时间探测器的电流波形与液氦循环泵的振动频谱进行时域关联分析，成功识别出晶体冷却效率衰减而导致的 2.7% 额外能耗，这种微观层面的能量代谢洞察力，正是多维感知体系相较于传统监测模式的核心突破。该体系的技术实现依托异构数据流的时空重构能力。在直线加速器冷却系统的优化实践中，部署在热交换器表面的分布式光纤传感器可以厘米级空间分辨率生成三维温度场云图，同时超声波流量计以 0.5% 精度监测制冷剂相变过程的流速变化。这些异构数据流经由时序数据库的窗口函数进行时空对齐后，可在云端构建起设备热力学状态的数字镜像。某医学影像中心的应用案例显示，当数字孪生体耦合计算流体力学仿真模型与设备控制逻辑时，可精准预测冷却系统在连续扫描模式下的效率拐点——当设备负载率达到 78% 临界值时，系统自动切换至双循环冷却模式，使热交换效率提高 23%。这项技术突破使 256 排 CT 机的年制冷能耗降低至 154 兆瓦时，较改造前下降 31.6%。此外，在“双碳”目标的驱动下，上海某肿瘤医院通过多模态感知数据训练出的能耗预测模型，已成功将质子治疗设备的空载待机功耗从之前的 8.6 千瓦压缩至 3.2 千瓦，仅此单项改造每年减少的碳排放量就达 42 吨。

该多维感知体系的革新性优势在磁共振设备的电磁屏蔽效能监测中得到充分

展现。部署在磁体间的三轴磁通门传感器阵列以 1000 次 / 秒的采样率捕获梯度线圈产生的瞬态磁场扰动参数，这些数据经云计算平台进行麦克斯韦方程组逆向求解后，可精确计算出屏蔽效能衰减导致的涡流损耗。北京某医学中心的实测数据显示，当主动屏蔽系统的补偿电流延迟超过 3 微秒时，设备整体能耗将产生 0.7% 的异常增量，而传统监测手段完全无法感知到此类微观能效黑洞。通过部署具备自学习能力的感知网络，系统可在屏蔽效能下降至设计值的 95% 时自动触发补偿机制，使设备电磁兼容性维持在设计阈值的同时，年均可避免产生 1300 万赫兹的无效能耗。这种动态补偿机制的实现，本质上是通过物联神经网络将设备物理空间与数字空间的能量代谢过程进行量子纠缠时的实时映射。在“双碳”目标框架下，该感知体系的价值链已延伸至医疗设备全生命周期碳足迹管理领域。广州某区域医疗集团为 DSA 设备构建的碳流监测系统，通过在高压发生器、X 射线管组件等关键部位部署碳流传感器阵列，使每次介入手术的碳排放当量得以实现实时计量。计量数据分析显示，设备预热阶段的碳排放强度是稳定运行期的 2.7 倍，据此开发的智能预热算法将设备非必要预热时间缩短 64%，使单台设备年减少二氧化碳排放 4.8 吨。更精妙的是，碳流监测系统通过分析球管阳极旋转的电流谐波特征，在设备报废前 12 个月即预测出核心部件的剩余价值曲线，据此制定的梯度退役策略使设备全生命周期碳强度降低 19%。这种碳代谢的可视化管控能力，标志着医疗设备能源管理从粗放式节能向精准化碳中和的范式飞跃。该技术路径的深层突破在于重新定义医疗设备的能源基因表达方式。当四川某紧急医学救援中心在移动 CT 车上部署“振动—温度—电磁”复合感知网络时，系统通过分析设备转运过程中的机械冲击频谱，自主进化出抗振动能耗优化算法。在模拟山路运输的实测中，设备通过对高压发生器的供电波形进行动态调整，成功将颠簸工况下的无效能耗从 12.4% 减少至 3.1%。这种类似生物体应激反应的节能机制，淋漓尽致地展现出了物联神经网络赋予医疗设备的环境适应力。而杭州某智慧医院更将感知维度扩展至生物代谢层面。该院通过分析手术室人员流动与层流净化系统能耗的关联性，开发出了基于人员密度的动态风量控制算法，使百级洁净手术室的单位手术能耗降低 28%。这种将人类活动纳入设备能效方程的解构能力，正在重塑医疗能源系统的生态位认知。

云端智能决策中枢的代谢式进化能力是驱动能源管理持续优化的核心引擎，这要求计算架构具备处理高维异构数据的弹性扩展能力，将生物体的自适应调节机制映射到算法架构层面。以某区域医疗集团搭建的能源云脑系统采用容器化弹性架构为例。通过 Kubernetes 编排引擎将 256 层 CT 机的历史能耗数据流分割为时间切片，当系统检测到部署于消毒供应中心蒸气灭菌器群的压力传感器产生 0.3 赫兹特征波动时，可自动触发 LSTM 神经网络的拓扑重构机制，根据蒸气流量、温度、阀门开度等 17 维实时参数对输入层节点数进行动态扩展，同时通过注意力机制赋予压力波动特征 3.7 倍的权重系数。整个过程如同生物酶对代谢路径的选择性催化。在南京某三甲医院的实践案例中，这种代谢计算模型使脉动真空灭菌器的能源利用率标准差从 15.4% 降至 2.8%，设备群年度蒸气消耗量减少 1840 吨，相当于降低碳排放量 326 吨。更精妙的是，系统在处理 DR 设备机房的照明数据时，通过无监督聚类发现照明能耗存在与设备使用率非线相关的“暗区损耗”现象。经光谱传感器验证得出，这种损耗源自设备金属外壳的光反射干扰，据此设计出的自适应调光策略每年为该院节约 98 万度电量，折合碳减排 862 吨。由此可见，这种数据驱动的新型认知模式彻底突破了传统能效管理的经验主义局限。

该决策模型的实现原理根植于云端架构的弹性计算能力与代谢算法的耦合创新。杭州某医学影像中心为直线加速器构建的能源决策系统，采用流式计算框架对冷却水系统的 288 个温度监测点数据进行处理，当热交换器进出口温差超过 0.8℃阈值时，系统可在 200 毫秒内调用储备的 GPU 资源，且并行运行 50 组 CFD 仿真方案，通过代谢算法筛选出泵速调整与阀门联动的复合控制策略。实际运行数据显示，该机制使冷却系统在 75% 负载率下的能耗峰值降低 41%，年节省制冷电力相当于减少二氧化碳排放 1200 吨。在“双碳”目标驱动下，上海质子治疗中心更将代谢计算扩展至设备全生命周期，通过分析 5 年期设备日志中的 20 亿条操作记录，训练出能预测电磁屏蔽效能衰减的时序模型。当系统识别出梯度线圈电流波形出现0.05微秒级的时延畸变时，自动生成屏蔽补偿方案，使设备在维持诊疗精度的前提下，每年避免产生37万度无效能耗。这种将设备“生理状态”与能耗“代谢水平”相动态关联的决策机制，标志着医疗能源管理进入数字孪生驱动的精准调控时代。该技术路径的突破性优势在跨设备协同优化中尤为显著。广州某医疗集团搭建的中央空调智能决策系统，采用代谢算法对MRI设备的废热排放模式与手术室净化机组运行参数进行时空耦合分析，当3.0T磁体进入稳态运行阶段时，系统自动将液氦压缩机产生的12℃余热导向需要预热的消毒供应中心，这种能源代谢网络的构建使整体系统能效提升28%，每年减少的天然气消耗量相当于降低碳排放490吨。更具有前瞻性的是，某省级医院在应对夏冬两季的负荷波动时，决策模型通过代谢计算识别出CT设备冷却系统与建筑光伏发电的跨时间尺度存在耦合关系——在午间光伏出力高峰时段主动增强冷却功率储备可实现平抑晚间的电网购电峰值。这种多时间颗粒度的优化策略使设备运行成本降低19%，年度碳配额节省量达1120吨当量，充分展现出了云计算平台在构建新型能源代谢网络中的巨大潜力。

在医疗设备能源优化的技术图谱中，数字孪生体的动态进化能力正重新定义设备能效管理范式，价值不仅在于实时状态映射，更在于构建设备全生命周期的能效进化路径，其核心机理在于构建物理实体与虚拟模型间的双向价值流通道。以上海某三甲医院构建的放射治疗数字镜像系统为例。通过部署在直线加速器旋转机架上的382个光纤传感节点，以每秒1200次的数据采集频率捕捉设备运行中的能量流变特征，这些多维数据流在Azure Digital Twins平台上被解构为电子枪发射时序、波导散热效率、多叶光栅运动轨迹等17个能效影响因子。当数字孪生体检测到调制器电压在某次治疗过程中存在0.7%的异常波动时，系统可立即从历史数据库中调出具有相似工况的3.6万组运行参数，并在量子计算模拟环境中进行故障演化推演，仅用4.3秒即可准确识别出是磁控管老化导致的微波转换效率下降问题，并以此生成包含预热时间补偿、脉冲频率调整的优化控制方案。实际运行数据显示，这种实时动态优化使设备单次治疗能耗降低12%，年度节电量达 18.7 万千瓦时，相当于减少 154 吨二氧化碳排放。更值得关注的是，该系统通过分析 5 年期设备日志中的 1.2 亿条操作记录，训练出能预测钨靶寿命衰减的深度强化学习模型。当电子束流密度偏离最优区间 0.03 毫安 / 平方厘米时，模型将自主触发能量补偿机制，使关键部件的有效使用寿命延长 23%。这种将设备健康状态与能源效率动态关联的智能涌现特性，标志着数字孪生技术开始突破传统能效管理的静态阈值限制。该技术路径的突破性优势在跨设备协同优化中获得了充分的体现。杭州某医学影像中心为 MRI 设备群构建的孪生优化系统，通过建立梯度线圈电流波形与液氦挥发速率的非线性映射模型，可在虚拟空间中重构超导磁体的电磁—热力学耦合效应。当系统监测到 3.0T 磁体在连续扫描模式下液氦日损耗量突破 1.2 升警戒值时，数字孪生体立即启动多物理场联合仿真，在 0.8 秒内计算出主动屏蔽线圈电流相位偏移导致的涡流损耗增量，并通过强化学习算法生成梯度场补偿方案，从而成功将液氦补给周期由 42 天延长至 67 天。在“双碳”目标框架下，该中心进一步将碳足迹追踪模块嵌入数字孪生体系：通过解析梯度功率放大器散热风扇的电流谐波特征，孪生优化系统识别出冷却系统存在 4.3% 的无效功耗，并据此对变频控制策略加以优化，使单台设备年减少碳排放 8.6 吨。这种能效优化与碳流管理的双维进化能力，正是数字孪生系统区别于传统能源管理工具的核心价值。

数字孪生体的动态优化机理更深层次地体现在设备全生命周期的自适应进化中。广州某质子治疗中心构建的能效进化模型，通过融合设备设计参数、制造工艺数据和临床使用特征，在虚拟空间中创建了涵盖 20 个版本迭代的质子加速器家族树。当新一代设备的束流传输效率比前代产品提高 1.8% 时，数字孪生体将自动提取磁铁聚焦结构的改进特征，对仍在服役的旧型号设备控制参数进行反向优化，使老旧设备的线性能耗曲线获得 0.7% 的效率提高。在应对突发性负载波动的实践中，这套系统展现出了惊人的环境适应力。在某次区域性停电事件中，数字孪生体通过回溯历史数据中的 287 次类似场景，在 0.3 秒内生成了包含 UPS 供电策略、治疗室温度联动的应急方案，成功将设备异常停机导致的能源损耗从常规值 14.2 千瓦时缩减至 3.6 千瓦时。这种跨时空的知识迁移能力，使医疗设备在复杂工况下的能源抗干扰韧性跃升至全新高度。此外，基于数字孪生的动态优化系统路径的前沿突破，也正在重塑医疗设备的能源基因表达方式。北京某智慧医院为 DSA 设备构建的能耗进化孪生体，通过对 10 万例介入手术中球管电流与血管造影质量的关联曲线展开分析，自主进化出剂量—能效平衡算法。在数字孪生体的实时指导下，该院设备可根据患者的体型特征动态调节 X 射线脉冲宽度，在保证影像质量的前提条件下使单次检查能耗降低 9%~15%。更具有革命性的是，该系统通过孪生数据训练出的生成对抗网络，可模拟不同解剖部位的辐射传输过程并据此生成个性化曝光参数方案，从而将复杂心脏介入手术的射线利用率提升 38%，每年减少的无效辐射能耗相当于节省标准煤 56 吨。这种将临床诊疗需求与设备能效特性深度耦合的优化范式，标志着数字孪生技术已突破单纯设备管理的范畴，开始向医疗质量与能源效益的协同进化的方向迈进。

在医疗能源系统的数字化转型进程中，跨系统多能流协同调控机制的核心在于构建涵盖能量、信息及价值的量子化耦合模型，其技术实现主要依托时空数据融合引擎与分布式智能体的协同进化。某国家级医学中心的智慧能源互联网项目，通过部署在医疗街区的 432 个智能网关，采用 OPC UA 协议将 DSA 设备的 X 射线管电流波形、手术室正压通风系统风量参数以及屋顶光伏阵列的辐照度数据转化为统一的语义信息模型。当系统通过边缘计算节点感知到光伏出力预测曲线出现 15% 的偏差时，自适应优化算法可在 0.3 秒内完成多目标求解：在维持 DSA 设备管电压波动不超过 ±0.8 千伏的医疗质量红线前提下，对设备预热曲线进行动态调整并激活储能系统的梯次放电策略，同时将相邻诊室的空调设定温度提升 0.5℃以平衡热负荷。这种跨域协同在 2023 年冬季极端天气中的实战数据显示，系统通过能源路由算法重新配置医疗街区的能量流拓扑，不仅可减少 142 千瓦时的单次事件外购电量，而且能将关键医疗设备的供电可靠性提升至 99.999%，充分展现出多能流系统调控机制在能源安全与能效优化间的精妙平衡。该协同机制的物理基础在于构建医疗系统的能量代谢图谱。上海某三甲医院通过微秒级时间戳同步技术，将MRI设备液氦压缩机废热参数与洗衣房蒸气需求曲线进行毫秒级对齐，使之形成热力学第二定律的数字映射。当3.0T磁体进入稳态运行产生82℃余热时，系统通过强化学习算法将对吸收式制冷机组与蒸气发生器的负荷配比进行动态优化，在废热回收管道中实现传热系数的实时匹配。该院2024年夏季运行数据显示，这种跨系统热力协同效应使废热利用率从传统模式的43%提升至79%，年度节省天然气消耗量相当于减少了1960吨二氧化碳排放。其中更值得关注的是，系统通过分析5年期设备日志中的3.2亿条热力学参数，自主进化出预测磁体负载波动的时序模型，当梯度线圈电流变化率超过预设阈值时，可提前15分钟对蒸气发生器的压力设定值作出调整，这种预见性调控使系统响应速度超越物理系统的惯性约束。

该技术路径的突破性优势在区域能源互联网场景中呈现指数级放大效应。以深圳某医疗集团构建的"虚拟电厂"系统为例，该系统通过量子加密通信网络将7家三甲医院的CT设备群、储能电站与城市电网调度中心进行能源数据联邦学习。当台风天气导致区域电网频率波动时，系统能在80毫秒内完成对医疗设备供电模式的智能切换：在保证256排CT机持续稳定扫描的前提下，将设备辅助系统的能耗峰值削减62%，同时通过车网互动（V2G）系统调用急诊科救护车的储能电池参与调频响应。这种跨系统弹性调控机制在2023年的压力测试中成功将医疗园区的最大需量费用降低28%，使该医疗园区的年度碳配额交易收益增加至154万元。更具有革命性的是，系统通过区块链技术实现碳流追踪，精确计量DSA设备每次介入手术的碳排放当量，为医疗服务的碳足迹认证提供了原子级数据支撑。在"双碳"目标的驱动下，该协同机制正向设备级碳代谢调控的方向纵深发展。北京某质子治疗中心构建的碳流优化系统，通过部署在束流传输线的纳米级电流传感器阵列，对碳纤维复合材料在粒子轰击下的微观释能过程实现实时监测。当系统识别出某段偏转磁铁存在0.07%的异常碳损耗时，立即联动真空系统调整分子泵转速，减少了41%因不必要的机械摩擦而产生的碳排放。更精妙的是，系统通过代谢算法将设备制造阶段的隐含碳数据纳入运行优化模型后，当加速器钨靶使用寿命达到设计值的92%时，将自动触发低碳维护方案，从而使关键部件更换周期延长30%且全生命周期碳强度降低19%。这种将设备的物理状态与碳流特征动态关联的调控范式，标志着医疗能源管理进入碳能同频优化的新纪元。该协同网络的环境适应力在极端场景中得到了充分的验证。成都某应急医院在方舱CT设备与移动式光伏系统的协同调度中，通过构建具有自愈能力的能源信息物理系统（CPS），使供电可靠性与能效指标达成动态平衡。当车载CT在山区转运遭遇连续阴雨天气时，系统可通过联邦学习调用相邻医疗车的储能数据，在确保设备完成3例急诊扫描的同时，将柴油发电机的运行时长压缩至43分钟，单次任务减少碳排放量达28千克。这种类似生物免疫系统的弹性调控能力，正是多能流系统调控机制相较于传统能源管理体系的代际优势，为构建气候适应性医疗体系提供了坚实的数字基座。

在医疗设备碳资产管理体系的数字化转型中，区块链与云计算的协同架构构建起集碳流、数据流和价值流三位一体的智能闭环，其技术内核在于通过分布式账本使能源代谢过程实现原子化计量与可信流转。某跨国医疗集团构建的碳资产联盟链平台，依托Hyperledger Fabric框架搭建包含医疗机构、第三方核查机构及碳交易所的许可网络，通过部署在医疗设备端的1.2万个物联感知节点，对MRI设备液氦挥发速率、CT机冷却水流量等23类碳足迹特征参数进行实时采集。当某分院完成DSA设备X射线管能效升级改造后，智能合约会自动触发基于零知识证明的碳减排量验证算法，该算法通过比对改造前后6个月的设备日志中的1.8亿条电流波形数据，可在确保商业机密安全的前提下生成可审计的碳信用凭证。在2023年试运行期间，该平台共完成价值420万美元的碳交易，其中某内窥镜消毒中心通过设备群控算法优化产生的碳资产经区块链确权后还获得了额外收益，使技改投资回收期缩短62%。这种去中心化的价值激励机制有效破解了医疗设备节能改造的经济可行性困境。该技术路径的实现原理根植于区块链的不可篡改特性与云计算弹性算力的深度融合。上海某质子治疗中心构建的碳流追溯系统，将加速器束流传输线的能耗数据实时写入基于以太坊的企业级区块链中，每个能量脉冲产生的 0.32 克二氧化碳当量均被标记时空戳并与治疗记录进行智能关联。当系统检测到某段偏转磁铁存在异常碳损耗时，分布式共识机制便自动发起跨机构数据验证请求，在 3 秒内完成 12 个节点对设备维护记录的交叉验证，以确保碳核算数据的完整性与透明度。在“双碳”目标框架下，该中心进一步开发出碳资产流动性增强协议：通过将闲置时段的设备待机能效提升量转化为碎片化碳信用，利用云计算平台进行跨期组合与动态定价，使原本难以进入交易市场的小额减排量实现价值变现，年度创造额外碳收益 87 万元。这种微计量碳资产的金融化创新极大激活了医疗设备的隐性碳价值。

区块链碳资产管理体系的突破性优势在跨国医疗集团中展现得尤为显著。欧洲某医疗联盟构建的跨境碳交易平台，通过跨链协议将中国区 256 家医院的消毒灭菌设备碳数据与欧盟碳排放权交易系统（EU ETS）相对接，当我国成都某分院通过优化脉动真空灭菌器群控策略实现月度碳减排量认证时，智能合约就会自动完成碳信用跨链锚定，在满足 GDPR 数据隐私要求的前提下实现碳资产全球流通。2024 年春季，该平台成功促成首笔跨国医疗碳交易：德国某医院以每吨 58 欧元的价格购入上海质子中心通过设备升级产生的 1200 吨碳配额，交易全程耗时仅 7.2 秒，较传统跨境碳交易流程效率提高 300 倍。其中更具有突破性的是，该体系通过机器学习预测区域碳价波动趋势，为医疗设备技改提供超前投资决策支持。某直线加速器节能改造项目依据系统预测的碳价曲线优化实施时序，使投资回报率额外提升 19%。这种碳金融与设备管理的深度融合正在重塑医疗设备全生命周期的价值评估模型。在碳资产数字化管理的纵深发展中，该技术路径也催生出了全新的医疗服务模式。北京某智慧医院构建的诊疗碳足迹系统，利用区块链将 DR 设备曝光参数与患者检查碳强度进行智能关联，在电子病历中嵌入个体化碳标签。当系统识别出某次乳腺钼靶检查的碳排放量超出同类病例均值 15% 时，自动触发设备校准程序并生成碳优化扫描方案，在确保影像质量的同时使单次检查碳强度降低 9%。这种将临床诊疗与碳管理深度耦合的创新实践，使该院 2023 年度医疗服务碳强度同比下降 23%，并获得地方政府碳普惠政策的额外补贴。更值得关注的是，系统通过云计算平台构建的碳流仿真模型，可模拟不同设备配置方案对全院碳达峰路径的影响，为院长决策提供量化支撑：某次通过模型预演取消了既定的高能耗设备采购计划，并将原计划采购资金转投光伏直驱式MRI系统，使全院碳达峰时间提前2.4年。这种数据驱动的战略决策能力标志着医疗机构的可持续发展进入精准控碳新纪元。

创新预测性维护与能效管理融合的智能运维模式正通过重构设备全生命周期价值曲线的方式使医疗设备运维实现主动优化，为医疗领域的数字化转型注入了崭新的活力，其技术内核在于构建设备健康状态与能源消耗的实时映射关系。杭州医学影像中心构建的PHM系统，通过构建设备物理退化与能耗劣化的共演化模型，在CT机高压发生器上部署量子传感阵列，可实现以每秒2400次的采样频率对电源模块电流的谐波本征态进行捕捉。这些多维信号经深度残差网络解码后，不仅准确识别出电容器组老化导致的3次谐波畸变，更能精准预测因绝缘性能衰退引发的介质损耗角正切值变化轨迹。当系统检测到某台设备中性线电流的3次谐波分量突破阈值时，基于迁移学习构建的能耗推演模型立即启动，通过比对历史数据库中12种相似故障模式的数万组数据，精确计算出未来72小时内待机能耗的指数型增长曲线。在2023年实践中，该中心通过实施提前更换X射线管轴承的干预措施，不仅有效规避了设备突发停机的风险，更消除了滚动体摩擦导致的额外电能损耗，使单台设备每年节约1.6万千瓦时的无效能耗，相当于减少12.8吨二氧化碳排放。这种预测性维护技术的突破源于云计算平台对设备全生命周期数据的整合分析能力，通过对12万台次设备维护记录的学习，系统已建立包含143个能效影响因子的故障预测模型，使预防性维护的节能贡献率提升至39%。该技术路径的先进性体现在设备能流特征的数字化解耦能力。上海某质子治疗中心开发的能效数字孪生体，通过解析束流传输线真空泵的振动频谱与功耗曲线间的非线性关系，构建起机械磨损与能源效率的关联图谱。当系统识别出某台分子泵轴承的固有频率偏移0.03赫兹时，强化学习算法可立即推演出未来240小时内的能效劣化路径，并据此生成包含润滑剂补充方案与转速优化策略的复合维护指令。在2024年夏季的运行中，该策略使真空系统能耗峰值降低27%，同时将泵体的更换周期延长了40%。这种设备退化与能效管理的双维优化，使关键设备的全生命周期碳强度下降19%。更具有前瞻性的是，系统通过联邦学习整合区域内7家医院的设备运行数据，并在此基础上构建出质子治疗设备群的能效进化树模型，当某台设备的束流传输效率提高1.2%时，优化参数可实时同步至其他医院设备，从而形成群体智能驱动的能效提升飞轮。

预测性维护—能效融合运维模式在复杂设备系统中展现出了显著的环境适应性。以北京某智慧医院为例，该院为MRI设备群构建的磁体健康—能耗协同管理系统，通过超导磁体失超预警模型与液氦补给策略的智能联动，成功使设备安全性与能源经济性达成动态平衡。当系统通过声发射传感器阵列捕捉磁体支撑结构出现微米级位移时，数字孪生体立即模拟出不同维护方案对制冷系统功耗的影响，并最终选择在液氦自然挥发周期内实施校正作业，从而使单次维护作业的附加能耗减少63%。在“双碳”目标的驱动下，该医院进一步开发碳敏感维护策略：当系统预测到某次计划性维护将增加28千克二氧化碳当量排放时，就会自动触发维护时间窗优化算法，将作业时段调整至光伏出力高峰期间，从而成功将维护作业的碳足迹降低42%。这种将设备运维纳入碳流管理的创新实践，使该院医疗设备运维体系的碳生产率提升至行业平均水平的2.3倍。这种智能运维模式的技术优势在MRI设备群中得到进一步验证。某院区通过分析液氦制冷机组的历史能耗数据，发现梯度线圈绝缘性能下降会导致制冷系统负载率异常波动。当云计算平台监测到某设备日间负荷曲线的谐波失真度突破临界值时，系统不仅预测出制冷压缩机将在48小时内发生喘振故障，更提前计算出故障恶化将导致液氦日消耗量增加300升。通过精准把握维护窗口期，该院区不仅规避了价值百万元的超导磁体失超风险，同时还将制冷系统的综合能效比从2.8提升至3.4，单台设备年节约液氦补充成本超过80万元。这个案例深刻印证了预测性维护与能效管理融合带来的双重价值：在设备健康层面，将故障检测从“事后诊断”转变为“事前干预”；在能源管理层面，将节能措施从“静态策略”升级为“动态优化”。随着预测性维护—能效融合运维这一技术路径的深入发展，医疗能源服务模式也产生了巨大的转变。深圳某医疗设备云服务平台，通过区块链技术将分布在全国的9.6万台超声设备接入能源优化网络，构建起设备级碳资产交易市场。当某基层医院的彩超设备通过预测性维护消除探头驱动电机的高耗能隐患时，智能合约自动核算出136千瓦时的节电量，并将其转化为可交易的碳信用凭证。在2024年试运行期间，该平台累计促成1.2万笔设备级微碳交易，为参与医院创造额外收益87万元。这种去中心化的能源服务模式，使小型医疗机构的设备技改资金回报周期平均缩短58%。

在技术演进的更深层面，边缘计算与群体智能的深度融合使医疗设备能源管理发生了由“中心调度”到“边缘涌现”的质变。边缘计算与群体智能的融合本质在于构建分布式自主协同的技术架构，其核心逻辑是将计算智能下沉至终端设备网络，通过局部感知、自主决策与群体协同的三重机制实现全局优化。在架构层面，边缘节点被赋予异构计算能力与轻量化智能体特征，形成具备自主信息处理与决策权的智能单元，同时通过去中心化通信协议建立动态拓扑网络，以确保群体成员间实现低延时信息交互。算法层面采用分型决策模型，每个边缘节点运行微缩版群体智能算法（如分布式强化学习或共识机制），在本地数据特征提取基础上，通过参数交换与梯度共享实现群体层面的知识进化。这种分层递进的计算范式既可较好地保留个体自主性，又能保障群体行为的一致性。技术融合的关键在于建立多尺度优化机制：在设备级，边缘计算节点通过嵌入式人工智能芯片实时处理传感器数据，使其形成对自身状态与环境特征的瞬时认知；在群体级，智能体网络通过信息素式通信协议传递优化目标函数，各节点基于局部信息与相邻节点状态，运用博弈论均衡策略自主调整运行参数，从而最终涌现出超越单个节点认知能力的全局最优解。这种融合架构的能量优势体现在计算—通信的熵减设计：边缘计算将原始数据提炼为高价值信息熵，群体智能通过分布式协商降低决策熵值，两者相互协同形成负反馈调节回路从而使系统在动态环境中维持能效最优的耗散结构。当应用于能源管理场景时，该模式可通过设备级实时能效优化与群体级动态负载均衡的耦合作用，使能源系统的自适应能力与碳效率获得显著提高，以便为复杂系统的绿色转型提供底层技术支撑。某省级疾控中心的疫苗冷链系统创新性地将生物免疫机制编码入设备群的决策逻辑，将脉冲神经网络模型部署在每个冷藏单元搭载的神经形态芯片内，通过光磁耦合近场通信构建起类树突结构的自组织网络。当某冷藏箱因频繁取用疫苗导致箱门开启时间异常时，邻近设备基于联邦学习共享的 12 维温度场扰动特征，可在 300 毫秒内完成对制冷功率的协同调整。这种分布式决策使整个冷库的温度波动标准差降至 0.18℃，较传统控制模式提升 73% 的稳定性。在 2024 年夏季极端高温期间，该系统展现出类生命体的应激响应能力：当市电电压骤降导致总功率限额收缩 15% 时，设备群通过改进型拜占庭容错算法达成负载分配共识，优先保障核心疫苗存储区的能源供给，同时将非关键区域的制冷需求动态迁移至谷电时段，在保障核心区域能源供给稳定的同时使系统峰值功率下降 43%，相当于年减少 82 吨二氧化碳排放。这种边缘智能的自主优化能力为医院能源设备的低碳化运营开辟了新路径。

边缘智能自主决策网的核心突破在于构建起设备级能源代谢的数字孪生体。以上海某三甲医院为例，该院为 PET-CT 设备群部署的异构计算网络，通过在环形探测器内部嵌入存算一体芯片，使每台设备每秒 4600 次的伽马光子通量—能耗关联完成建模。当某台设备的负荷电路出现异常功耗波动时，边缘节点无须上传云端而是可直接调用邻近 3 台设备的历史能效数据进行迁移学习，在 50 毫秒内生成包含准直器角度微调与高压电源参数优化的复合决策。在“双碳”目标驱动下，该系统进一步开发碳敏感调度协议，当设备群总碳排放量接近日配额阈值时，智能体网络将自动激活“绿色检查模式”，通过延长扫描间隔的方式降低设备待机功耗，使设备单次全身扫描的碳强度下降 19%。其中更具有创新性的是，设备群通过区块链赋能的贡献值激励机制可实现节能行为的自发性协同：某台设备通过优化探测器冷却时序节省的 4.2 千瓦时电能会被转化为数字凭证奖励给相邻节点。这种类市场机制的设计使系统整体能效持续提升，运行半年后设备群单位检查量的能耗强度降低 27%。边缘智能自主决策体系在复杂医疗场景中也展现出了强大的适应性。在深圳某应急医疗舱，集成了液态金属天线的智能配电单元，通过太赫兹波束成形技术构建起设备间的能源协作通道。当移动 CT 方舱接入临时电源时，自组网系统可在 80 毫秒内完成全链路阻抗匹配计算，自主优化出兼顾设备安全与能源效率的供电方案。在 2024 年台风救援行动中，该系统面对极端天气仍能保持出色的运行能效：在主供电线路中断瞬间，边缘智能体网络通过强化学习模型预测各医疗设备的任务紧迫度，优先保障呼吸机的连续供电并同时将超声诊断仪的电源模式切换至节能状态，不仅在极端条件下维持关键设备运行 4.2 小时，而且使系统总碳排放量较常规应急供电方案降低 61%。这种将能源自主决策能力嵌入设备底层的技术范式，使医疗设备的碳足迹管理从被动监控转向主动优化，为构建零碳医疗基础设施提供了关键技术支撑。

在大数据与云计算平台架构的驱动下，医疗设备能源系统的数字化转型正呈现出指数级进化趋势，这种进化不仅表现为设备能效的数值提升，更是重构了技术研发范式的本质——海量运行数据经过云端智能平台的解析，自动生成设备运行规律图谱，将传统依赖人工经验积累的研发周期压缩 90% 以上。全球化的设备能源特征数据库通过机器学习建模，已建立数十种设计参数与能源效率的量化关联模型，这些数据智能持续反哺设备制造商优化产品架构，形成跨机构、跨地域的协同创新网络。这种数据驱动的技术演进机制，本质上构建了从微观设备优化到宏观产业升级的闭环通路，推动医院能源设备领域加速进入“数字定义效能”的全新发展阶段，并最终形成能源效率提高与碳排放降低的双重价值闭环。

第四节　大数据与云计算平台架构应用对医院能源设备数字化转型的影响

在医院能源设备数字化转型进程中，大数据与云计算平台架构的深度应用正在重构设备运行逻辑与能源管理范式。这一变革不仅重塑了能源设备的内在运行机制，更从系统层面推动了医疗能源体系的智能化演进，其影响渗透至设备效能优化、管理模式创新、环境效益提升与经济效益增值等维度，形成多维联动的转型格局。

从设备本体视角观察，数据驱动的智能分析能力正在突破传统设备的物理性能边界。医院能源设备通过嵌入传感器网络与数据采集模块，实现运行参数的实时动态捕捉，将机械振动、温度波动、能耗曲线等物理状态转化为可量化分析的数字化信号。云计算平台凭借其弹性算力资源对海量异构数据进行多维度解析，构建设备健康状态评估模型并通过机器学习算法识别设备运行中的隐性损耗与效率瓶颈。这种持续性的状态监测与预测性维护机制，显著降低了设备突发故障风险，使维护策略由被动响应转向主动干预。同时，基于设备全生命周期数据的深度挖掘，可动态优化设备运行参数组合，使CT机、MRI仪等高耗能医疗设备在满足诊疗需求的前提下实现自动匹配最节能的运行模式，设备能效比提升幅度可达传统控制方式的30%以上。

医疗领域能源管理体系的数字化转型，本质上是通过数据要素的融合应用重构能源治理逻辑。传统分散式的能源管理模式因“数据孤岛”与信息滞后，难以实现跨科室、跨设备的协同优化，而云计算平台构建的虚拟化资源池将建筑管理系统、医疗设备群、分布式能源系统等异构数据源整合为统一的数据资产，形成覆盖能源生产、传输、消费全链条的数字孪生体。这种全景式的数据融合使能源调度系统具备了动态感知与自适应能力，可基于实时诊疗负荷、环境参数、能源价格等多维变量构建出多目标优化模型，在保障医疗安全的前提下实现负荷均衡。这种智能化调度机制使医院综合能耗降低 15%~20%，同时将能源系统的响应速度提升至分钟级。

环境效益的跃升缘于数字化转型带来的能源利用精细化管控。医疗建筑作为典型的高能耗场景，其暖通空调、洁净通风、医疗气体等系统的能源消耗具有显著的时空波动性。大数据技术通过建立能耗强度与环境参数的关联模型，可精准识别过度供能区域与无效能耗时段，而云计算支持的碳排放追踪系统则将电力、燃气、蒸气等不同品类能源消耗统一折算为碳当量，构建医院碳足迹的动态图谱，为清洁能源替代与节能改造提供数据支撑。这种数据驱动的环境管理范式，不仅能够直接降低医疗机构的碳排放强度，更可以通过能效数据的可视化呈现，推动医务人员节能意识的集体觉醒，产生技术赋能与文化塑造的双重减排效应。

经济效益的释放则表现为运营成本的结构性优化与价值创造能力的多维拓展。数字化转型初期投入的基础设施建设成本，可通过能源支出节约、设备寿命延长、运维人力精减等途径实现投资回报。智能电表与能源管理平台的协同应用，使医疗机构管理者可精确掌握每台设备的单位服务能耗成本，为医疗服务的成本核算提供颗粒度更细的数据支撑。在设备采购决策环节，基于云端积累的能效数据库，可建立全行业设备能效对标体系，引导采购决策向高能效产品倾斜，这种全生命周期成本考量模式，往往可使设备总持有成本降低 18%~25%。更深层次的价值创造体现在能源数据的二次开发，通过脱敏处理后的能耗数据与诊疗业务数据融合分析，可对诊疗流程优化、设备配置效率提高等潜在价值点进行深度挖掘。例如，根据手术室使用频率与能耗特征的关联分析，优化设备布局与排班方案，从而间接提高医疗服务的运营效率。

这种数字化转型的深层影响，本质上反映了数据要素与传统生产要素的融合创新。当医院能源设备突破物理实体限制，演变为持续产生数据价值的智能节点时，设备运行效率、能源管理精度、环境治理效能与经济效益产出便形成了正向增强回路。云计算平台构建的虚拟化协同网络，则打破了传统能源系统的线性管理逻辑，使设备集群具备自组织、自优化的生态系统特征。这种变革不仅重构了医疗机构的能源治理模式，更是在广泛层面推动了医疗服务质量评价体系的升级——能源使用效率开始成为衡量医疗服务质量的新维度，促使医疗机构在追求诊疗精准度的同时，同步关注其服务活动的环境友好性与经济可持续性。这种多维价值的协同提升，标志着医疗领域正在从单一功能导向的能源消费主体转型为智慧化、绿色化的综合能源服务体。

第五节　大数据与云计算平台架构应用实践成果价值评价

在医院能源设备数字化转型的纵深推进中，大数据与云计算平台架构的应用实践已突破单一的技术工具属性，并演变为重构医疗能源生态的价值创造体系。这种实践成果不仅沉淀为可量化的运行参数改善，更通过技术赋能、环境治理、社会关系重塑、经济运行模式创新与临床服务升级等维度形成立体化的价值输出网络，俨然已成为医疗能源系统从功能实现层面向价值创造层面跃升的重要标志。

大数据与云计算平台架构应用成果的技术价值核心在于其赋予了医疗能源系统的数字认知能力并为其构建出智能决策机制。传统医疗设备的运行逻辑建立在物理参数阈值控制的基础之上，其能效优化受限于人工经验与静态模型。云计算平台通过分布式计算框架，将设备振动频谱、能耗波形、环境温湿度等非结构化数据转化为可解析的时序特征，并以此构建起设备运行的数字镜像，这种镜像不仅实时映射物理实体的状态，更能通过深度学习算法挖掘数据背后的隐性关联规律。例如，MRI 设备冷却系统的能耗特征与电磁场稳定性之间存在的非线性关系，在传统控制系统中难以被有效识别，而云端训练的神经网络模型可自主建立两者的动态平衡方程，从而使设备的运行模式实现自适应调优。此类技术实践使医疗设备突破机械自动化阶段，获得类生命体的具备自主感知、动态决策特征，其技术价值不仅体现在运行效率提高，更在于为医疗设备的智能化演进提供了底层架构支撑。

环境价值的生成源于医疗能源利用从粗放消耗向精准治理的范式转换。对于医疗建筑中手术室净化系统、实验室恒温设备等能源密集型单元而言，动态调控能力的缺失是该类单元产生大量无效能耗的主要原因。而大数据技术通过建立多源环境参数与能源消耗的关联图谱，使空调机组、新风系统等设备能够根据人流密度、诊疗活动强度等变量实时调整输出功率，再加之云计算平台可通过对历史数据的周期性展开分析，进一步识别出季节性能耗规律与设备冗余运行时段，从而生成覆盖全年的节能策略知识库。这种数据驱动的环境治理模式，使医疗机构在维持医疗环境标准的前提下，将单位面积碳排放强度降低至传统模式的 60%以下。大数据与云计算融合应用实践的更深层环境价值体现在其推动了医疗机构的碳资产管理能力建设，基于云端构建的碳足迹追踪系统使医院得以精确量化每项诊疗活动的环境成本，从而为制定碳中和路线图提供科学依据。

社会价值的升华表现在重塑了医疗服务的公共责任内涵。在传统认知下，医疗机构的能源消耗被视为必要的成本支出，而技术融合应用的数字化转型实践则将能源使用效率转化为衡量医疗机构社会责任的显性指标。通过云端能源管理平台的可视化界面，公众可实时获取医疗机构的单位诊疗能耗数据、清洁能源使用比例等关键信息，这种透明度建设倒逼医疗机构将能源管理纳入社会责任履行范畴。更为重要的是，医疗能源数据的开放共享也对跨机构能效对标体系的建立起到了促进作用，从而形成行业级的能源绩效评估标准。这种标准的确立不仅可以大幅提高医疗行业的整体能效水平，更将绿色医疗理念植入社会认知体系。当医疗建筑的屋顶光伏系统实时发电数据与云端碳核算模型产生交互时，其所传递的已不再仅是单纯的技术参数，更是医疗机构作为社会公民参与气候治理的价值宣言。

技术融合应用实践的经济价值体现在成本结构优化与价值创造。在运营层面，智能电表与能源管理系统的协同应用，使医疗机构能够精确识别高能耗设备与低效运行时段，通过负荷转移策略与设备运行参数优化，可实现年度能源支出缩减18%~25%。设备预测性维护系统将非计划性停机时间压缩至传统模式的1/3，大幅降低了紧急维修成本与医疗服务中断损失。更深层的经济价值来源于能源数据资产的开发利用。脱敏处理的设备能效数据经云端分析后，可生成面向设备制造商的技术改进建议，这种反馈机制推动医院能源设备产业技术迭代，形成医疗机构与设备供应商的价值共创模式。当能源管理平台积累的诊疗—能耗关联数据达到临界规模时，其衍生出的能源咨询服务、能效认证服务等新型业务形态，更将医疗机构的能源管理部门由以往的成本中心转化为利润中心。

临床价值的渗透性体现在技术融合应用实践对医疗服务质量的间接赋能。虽然能源设备数字化转型的直接作用对象并非临床诊疗过程，但其所保障的能源供给稳定性与环境参数精确性是实现高质量医疗服务的关键要素。手术室空气净化系统的动态风量调节能力，使室内微粒浓度始终控制在手术安全阈值内，这种基于实时监测数据的自适应控制，较传统固定风速模式可减少40%的感染风险。医疗气体供应系统的压力波动预警功能，通过云计算平台对供气管网的压力传感数据进行毫秒级分析，可在气压异常波动初期触发备用气源切换，以确保重症监护设备持续稳定供气。这种隐性的技术保障使临床医务人员能够专注于诊疗核心业务，其价值虽然不直接体现在临床指标上，却通过消除能源供给的不确定性为医疗安全构筑了数字化护城河。

这种多维价值体系的交织共生，标志着医疗能源管理已从辅助支撑系统升级为价值创造中枢。当云计算平台将离散的能源设备连接为有机协同的智能体网络时，其产生的价值增量已超越各子系统价值的总和，从而形成医疗能源生态系统的涌现价值。技术架构的革新推动环境治理模式进化，环境数据的透明化催生社会责任新范式，经济价值创造反哺技术创新投入，临床安全保障强化社会信任基础——这种价值循环机制使能源设备的数字化转型突破工具理性局限，转而升华为具有自生长能力的价值生态系统。在此过程中，大数据与云计算不仅是技术工具，更成为重构医疗领域价值评价体系的核心要素，其应用实践成果的价值评价维度，实质上定义了智慧医疗时代下医疗机构的核心竞争力构成。

第六节 大数据与云计算平台应用于医院能源设备面对的挑战及对策

在医院能源设备数字化转型进程中，大数据与云计算平台的深度应用虽然展现出了显著效能，但其落地实践仍面临多重现实挑战。这些挑战既源于医疗场景的特殊性，又受到技术工具与组织体系适配性的双重制约，要系统性地破解这些瓶颈，不仅需要技术创新突破，更需在治理模式、协同机制与认知体系层面进行深层次变革。

数据安全与隐私保护的脆弱性是技术实践过程中所面临的首要挑战。医院能源设备运行中产生的能耗数据，往往与诊疗活动强度、设备使用频率等敏感信息存在强关联，如手术室空调系统的能耗曲线可间接映射手术排期，呼吸机供电数据可能隐含患者流量信息。源于云计算平台的多租户特性与数据跨境流动风险，使此类数据面临非授权访问与关联推理攻击的双重威胁。传统的数据加密与访问控制技术虽然能为数据安全提供基础防护，但难以应对医疗场景中动态权限管理、细粒度数据脱敏等复杂需求。为破解这一困局，需构建出医疗能源数据的全生命周期治理体系，开发面向能源数据的动态脱敏引擎，以便在保障数据分析价值的同时切断敏感信息的泄露路径。同时，还需建立涵盖医疗机构、云服务商、设备制造商的三方共治机制，通过区块链技术实现数据使用痕迹的不可篡改存证，以形成责任可追溯的数据安全生态。

系统异构性与“数据孤岛”顽疾对云计算平台的效用释放造成了严重制约。医疗建筑内 CT 机、MRI 仪、空气净化系统等能源设备往往来自数十家供应商，其数据采集接口、通信协议、格式标准的差异性往往会导致能源数据难以实现有效汇聚。某三甲医院的实践显示，其能源管理平台需要对接 87 种不同协议的设备数据源，数据清洗与转换耗时占整体项目实施周期的 60%。这种碎片化状态不仅使云计算平台的分析模型难以获得高质量训练数据，更对设备协同优化目标的实现造成了阻碍。解决这一难题需要行业层面建立医院能源设备数据标准联盟，制定覆盖数据采集、传输、存储、分析的全链条标准化框架；同时，在技术层面开发智能协议转换中间件，通过机器学习自动识别设备数据特征并生成相适配的解析规则，以便降低系统整合的复杂程度；更重要的是，推动医疗设备采购合同纳入数据开放条款，直接从源头破除数据壁垒。

实时响应能力与计算资源需求的矛盾日益凸显。在医疗能源管理场景中，供气压力波动、手术室环境突变等事件需要毫秒级响应，而云计算的中心化架构存在网络延迟风险。某省级医院的监测数据显示，其云端能源管理平台的平均指令传输延迟达 180 毫秒，难以满足重症监护室等关键场景的能源保障需求。这种时延敏感性与云计算资源弹性扩展优势之间的悖论，暴露出中心化架构的固有局限。其改进路径在于构建边缘计算与云计算的协同架构，在设备端部署轻量化人工智能芯片执行实时监测与应急控制，同时将长期趋势分析、策略优化等算力密集型任务移交云端。这种分层计算模式既保障了关键业务的即时响应，又充分发挥出云端的大规模分析优势，但需要警惕边缘节点的安全防护薄弱性，应开发嵌入式安全模块对边缘端进行数据加密与行为审计。

技术认知落差与组织惯性的双重阻力阻碍应用深化。由于临床医护人员与后勤管理者普遍缺乏数据思维，仍习惯依赖经验判断进行能源决策，因此，即使是大数据与云计算平台框架具备多重应用优势，也难以在实践中充分发挥其应有的作用价值。某医院能源管理部门调研显示，该院内仅有 23% 的工作人员能正确理解设备能效曲线的临床意义，导致智能告警信息常被误判为系统误差。由此可见，这种认知断层是导致先进技术工具难以转化为实际管理效能的重要因素。此外，医院传统的条块分割管理模式使能源数据难以与诊疗业务数据有效融合，也对跨部门协同优化造成了制约性的影响。为有效破除这些阻碍就需构建多层次的能力培养体系，开发医疗能源数据素养培训课程，将数据解读能力纳入后勤岗位胜任力模型。与此同时，在组织层面应设立跨部门的数字能源协同小组，以便有效打破信息壁垒，建立健全能源数据与医疗业务数据的关联分析机制。更重要的是，将能源管理绩效纳入医院质量管理体系，通过制度设计驱动组织行为变革，以便将节能降耗与服务质量提高形成战略耦合，构建数字化时代的绿色运营长效机制，实现医疗质量与环境效益的协同跃升。

技术应用的投资回报周期与医疗机构的持续运营压力之间存在经济悖论。云计算平台建设需要千万级初期投入，而能源成本节约往往需 3~5 年才能覆盖投资成本，这对运营压力本已巨大的医疗机构构成了不小的决策障碍。某区域医疗集团的测算表明，其智慧能源系统的投资回收期长达 4.7 年，远超一般信息化项目的 2 年基准线，这种长周期回报特性与医疗机构的短期绩效导向形成鲜明冲突，因此导致很多项目止步于试点阶段。为解决这一矛盾，政府层面应完善专项补贴与税收优惠政策，建立医疗领域数字能源项目的绿色金融支持机制。为有效缓解医疗机构的成本压力，还应积极创新商业模式，推广能源托管服务，将平台建设与运营交由专业公司接管，医院按节约效益分成付费。同时，还应开发医疗能源碳资产认证体系，将节能降碳量转化为可交易的碳信用资产，以便拓宽价值变现渠道。

这些挑战的破解绝非单一技术升级所能完成，而是需要技术、制度、组织、认知的协同进化。当医疗机构建立数据安全治理体系、行业完善标准生态、技术架构实现分层协同、组织培养数字能力、商业模式创新价值循环时，大数据与云计算平台才能真正释放其在医疗能源管理中的变革潜能。这种系统化改进过程，实质上是在重构医疗能源数字化转型的底层逻辑——从追求技术先进性转向构建可持续的价值创造体系。

第七章

人工智能技术在医院能源设备数字化转型中的应用

第一节　人工智能技术的基本概念

人工智能指的是通过模拟人类智能行为所构建出的计算机系统，其核心目标是赋予机器感知、学习、推理和自主决策的能力，使其能够执行传统上需要人类认知参与的任务。从技术原理层面，人工智能的实现主要依托机器学习、深度学习、自然语言处理及强化学习等分支技术。机器学习利用算法从数据中自动提取规律。例如，监督学习利用带有标签的数据集训练分类或回归模型，使机器能够根据输入特征对目标变量进行预算；无监督学习则通过聚类、降维等方法挖掘数据的内在结构，如利用 K-means 算法对未标注客户数据进行分群，以便发现潜在的市场细分。深度学习的核心在于构建多层神经网络（如卷积神经网络、循环神经网络、Transformer 架构），通过逐层非线性变换从原始数据中提取高阶抽象特征。例如，卷积神经网络通过局部感知和权重共享机制高效处理图像中的空间信息，循环神经网络则利用循环单元捕捉时序数据的动态关联，而反向传播算法则通过梯度下降优化网络参数，使模型输出逼近真实值。自然语言处理作为人工智能的关键分支，旨在使计算机理解、生成人类语言。其技术框架包含词法分析（如分词、词性标注）、句法解析（提取语法结构）、语义理解（识别意图与情感）及文本生成（如机器翻译、摘要撰写）。例如，BERT 等预训练模型通过 Transformer 架构捕捉词语上下文关联，实现问答系统的高精度语义匹配。自然语言处理的核心突破在于将非结构化的语言数据转化为机器可计算的向量空间，从而支持智能对话、信息检索等场景。强化学习通过智能体与环境的持续交互机制，以奖励函数为引导动态调整策略。例如，AlphaGo 在围棋博弈中通过蒙特卡罗树搜索与深度神经网络结合实现超人类决策能力。人工智能技术的底层逻辑是构建数据驱动的数学模型，将复杂现实问题映射为高维空间中的非线性函数拟合问题，通过海量数据训练和算力支撑，实现从输入到输出的端到端自动化决策，从而突破传统规则编程的局限性。

第二节　人工智能技术的应用优势

人工智能技术的应用优势根植于其数据驱动、算法迭代与系统协同的核心特性，在数字化转型与“双碳”目标交织的宏观背景下，其价值实现路径呈现出更强的现实指向性。随着全球产业体系向绿色低碳转型加速，传统粗放式资源管理模式与线性决策逻辑已难以应对能源效率提高、碳排放精准计量等复杂系统挑战，而人工智能通过实时采集多维异构数据，构建动态数字孪生体映射物理世界运行状态，进而驱动算法模型在虚拟空间中预演资源配置方案。这种“感知—分析—优化”的闭环机制，不仅突破了传统人工经验决策的响应速度与精度瓶颈，更通过跨域数据融合与知识迁移，将局部效率优化升级为全生命周期碳足迹管理。在数字化转型层面，人工智能通过深度学习对非结构化数据的解析，打通了设备层、运营层与战略层的数据壁垒，使企业能够基于实时反馈调整生产流程。这种技术特性与绿色发展需求的深度耦合，使人工智能技术的应用在效率提高、精准决策与资源优化三大维度展现出变革性价值。

在效率维度，人工智能通过自动化处理海量异构数据，突破了人类认知的时空局限与体力边界，将信息处理速度从小时级压缩至毫秒级，同时借助机器学习模型的自我优化机制，持续缩短从数据输入到决策输出的响应周期。例如，复杂流程中的重复性任务可通过规则引擎与机器人流程自动化（RPA）实现无人化操作，而动态场景下的多目标优化问题则依赖强化学习算法实时调整策略，这种双重赋能使组织运营效率呈现指数级提高。在精准决策维度，人工智能利用深度学习网络对高维非线性关系的捕捉能力，将传统经验驱动的主观判断转化为数据驱动的客观洞察，尤其在多变量耦合、信息不完备的复杂系统中，其模式识别精度相比人工分析可提升数个数量级。这种优势的达成依赖特征工程的精细化建模与算法容错机制的协同作用：前者通过降维、嵌入等技术提取数据本质规律，后者则利用对抗训练、注意力机制等技术抑制噪声干扰，以实现决策准确性与稳定性的双重突破。资源优化维度的优势则源于人工智能对系统全局状态的动态感知与预测能力，其通过构建数字孪生体对物理世界进行实时映射，并同时运用运筹学模型在虚拟空间预演资源配置方案，从而在能源调度、物料分配等场景中实现帕累托最优。这种优化并非静态均衡，而是通过在线学习机制持续追踪环境变化，使资源配置具备自适应弹性。例如，在供应链网络中，需求波动与产能约束的动态平衡正是通过人工智能的多目标博弈算法得以维持。更深层次的全局价值在于，人工智能打破了传统管理范式中的“信息孤岛”与部门壁垒，通过跨域数据融合与知识迁移构建协同网络，使离散系统的局部优化升级为生态级能效跃迁。这种从“单点智能”到“系统智能”的进化，标志着资源配置模式从机械叠加走向了有机共生的维度。

第三节　人工智能技术在医院能源设备中的应用路径

在医院能源设备数字化转型的进程中，人工智能通过多维技术路径对整个能源管理范式进行了系统性的重构，其核心机理在于将物理系统的运行状态转化为可计算的数据流，进而通过算法模型实现智能调控。

在能耗预测与动态调控层面，人工智能可依托时序数据分析能力构建动态映射模型。例如，基于长短期记忆网络（LSTM）的预测框架，通过捕捉环境温度、设备运行参数与人流密度的非线性时序关联，建立分钟级能耗波动预测机制。其技术原理在于将多维传感器数据（如温湿度、二氧化碳浓度、设备功率）进行特征编码，通过门控循环单元捕捉变量间的长程依赖关系，最终输出未来时段的供冷/供热需求预估值。相较于传统阈值控制策略，这种数据驱动的预测调控模式不仅将能效预测精度提升20%~35%，更可通过模型在线学习机制实现持续适应建筑结构变化与设备老化带来的参数漂移，使空调系统始终在能源使用效率最优区间运行。

在设备健康管理层面，人工智能可通过高频信号对故障预警逻辑进行解析并重构。卷积神经网络在此场景中展现出了独特优势，其通过多层卷积核对医疗设备电流波形、振动频谱中的局部异常特征进行提取。例如，针对MRI设备的超导线圈电流畸变或CT机旋转轴承的共振频率偏移，使模型识别出肉眼难以察觉的早期故障征兆。该应用路径的突破性在于打破了传统阈值报警的局限性，使故障诊断系统不再依赖工程师预设的固定阈值，而是通过无监督学习的模式构建出设备正常运行状态的隐式表征空间。如此一来，当实时信号与基准状态的偏离度超过临界值时系统即可触发预警。由此实现的故障预诊断能力，可将关键医疗设备的意外停机率降低60%~80%，并同时将核心部件的使用寿命延长15%以上。

从多系统协同优化领域分析，强化学习算法正在重塑医疗空间的能源配置逻辑。以手术室能源管理系统为例，算法通过定义照明强度、空气洁净度、温湿度等约束条件下的多目标优化问题，可构建出马尔可夫决策过程模型。该技术核心在于将手术的各个进程（如术前准备、术中操作、术后清洁）分解为离散状态节点，并通过Q-learning算法探索不同能源配置策略的长期收益，以形成动态节能策略库。这种智能协同机制的优势体现在两个方面：一是突破传统时序控制程序的刚性逻辑，能够根据手术的实际进度（如突发延长或提前结束）实时调整能源供给策略；二是通过价值函数设计将能耗成本、环境舒适度、设备稳定性等矛盾目标统一量化，从而实现非支配性均衡优化的能源分配方案。

在碳足迹管理层面，人工智能驱动的数字孪生系统通过多层级技术融合构建起覆盖全院区的碳排放智能感知网络。其技术路径的核心在于建立物理空间与数字模型的动态双向映射。一是前端部署的高精度智能电表与热成像传感器以秒级频率采集医疗设备运行时的电流谐波、瞬时功率及散热特征，边缘计算节点通过小波变换算法对原始数据进行降噪与特征提取，从而形成标准化的能耗数据流。二是中台系统基于医疗设备元数据（如设备型号、能效等级、服役年限）构建本体知识图谱，利用 Neo4j 图数据库建立设备节点与碳排放因子的动态关联规则。例如，将 CT 机扫描床移动次数与电机能耗的指数关系、MRI 设备液氦补给周期与冷却系统功耗的耦合效应编码为图谱中的属性边，以使每千瓦时电力消耗均可追溯至具体设备的运行状态。三是后端则采用分布式联邦学习框架打通医院信息系统（HIS）、楼宇自控系统（BAS）与设备管理平台的数据壁垒，在数据不出域的前提下，通过同态加密与梯度共享机制实现跨系统特征对齐。例如，将手术排程数据中的设备启用时间戳与建筑空调系统的负荷曲线进行时空匹配，利用注意力机制捕捉手术室预热阶段存在的能源浪费峰值。四是通过蒙特卡罗模拟构建包含 2000 多个变量的碳排放情景模型，结合贝叶斯优化算法对设备启停策略、能源采购方案、设备维护周期等决策变量进行多维寻优，最终生成具备概率置信区间的减排路径组合。这种技术架构的革命性突破体现在两个方面。其一，通过 LSTM-GAN 混合模型使碳排放强度的预测达到分钟级，当监测到 MRI 设备间温度异常升高时，系统可提前 30 分钟触发通风系统变频调节，从而有效避免因传统滞后控制造成的过度制冷能耗。其二，基于因果发现算法构建医疗行为与碳排放的量化分析模型。例如，通过双重差分法验证数字化手术排程系统上线后，急诊手术与择期手术的能源强度差异缩小了 14.3%，从而为优化医疗资源配置提供了可量化的决策依据。

上述技术路径的共同特征在于突破传统能源管理的单向控制逻辑，转而构建出从感知到预测再到决策乃至验证的智能闭环。数据层面通过多源异构信息融合打破“设备孤岛”，算法层面借助混合建模技术平衡物理规律与数据驱动的优势，最终在保证医疗服务质量的前提下，实现能源效率提高与碳排放强度下降的协同优化。这种数字化转型不仅重构了医疗机构的能源基础设施，更催生出适应低碳医疗需求的新型运维范式。

第四节　人工智能技术应用对医院能源设备数字化转型的影响

在“双碳”目标驱动下，医院能源设备的数字化转型正通过人工智能技术实现系统性革新。人工智能不仅重塑了医疗设备的运行逻辑，更构建起贯穿设备运维、临床服务、环境治理与成本控制的协同优化体系，为医疗机构破解高能耗、高成本、高风险的“三高”困局提供了智能化解决方案。这种变革效应已在北京协和医院、梅奥诊所等国内外顶尖医疗机构的实践中得到验证，形成了可量化的多维价值闭环。

从设备自身的角度分析，人工智能通过实时数据反馈优化运行参数的方式使设备从“被动执行”向“主动感知”转型，不仅突破了传统设备运行响应模式的制约，而且在进一步延长设备使用寿命的同时大幅提升了设备运行的可靠性。西门子新一代 MRI 设备在液氦蒸发监测中引入动态调节机制，当线圈温度波动超出安全阈值时，冷却系统能在 0.5 秒内自动调整功率输出，这使协和医院的超导磁体维护周期从 6 个月延长至 8.4 个月，单台设备年度意外停机时间从 56 小时缩减至 21 小时。更显著的变化发生在设备耐久性维度。GE 医疗的 CT 设备通过球管温度与扫描频次的动态匹配，将核心部件的平均使用寿命从 12 万次提升至 17 万次，郑州大学第一附属医院因此将 CT 设备更换周期从 5 年延长至 7 年，累计节省设备采购费用超过 1200 万元。

在医疗领域，人工智能应用能源设备所带来的管理效能提升重构了临床资源配置格局。能源管理智能化一方面释放了后勤人力资源，使医护人员更聚焦临床服务；另一方面，也通过稳定的供能保障了重症监护、手术室等高敏感场景的安全性。上海瑞金医院部署的能源管理系统，通过手术室供氧压力与设备启停的智能联动，将后勤运维团队规模缩减 43%，释放的 14 名工程师转型为数字化手术室支持专员。该系统在应对达·芬奇手术机器人集群运行时，能提前 15 分钟预测电力负荷峰值并启动储能设备，为 2023 年实施的 327 台四级手术零供能中断提供了有力保障。类似效应在梅奥诊所表现为手术室准备效率提高：在人工智能技术的加持下，能源设备预热时间从 45 分钟缩短至 28 分钟，每日可增加 2~3 台择期手术接诊量。

在环境治理层面，人工智能驱动的精准调控正在改写医疗机构的碳足迹图谱，除了通过精准调控减少能源浪费直接降低医疗机构碳排放强度，从长远的角度分析，人工智能驱动的绿色运营模式还为行业碳中和目标提供了可复制路径。我国香港大学深圳医院住院楼的新风系统通过人工智能学习住院率与空气质量关系后，将非诊疗时段的换气频率降低 33%，配合光照强度自适应的照明调控，全年减少空调能耗折合标准煤 580 吨。该模式被复制到华东某三甲医院后，该院 2023 年单位面积碳排放强度较基线下降 11.6%，相当于中和了院内通勤班车全年碳排放量的 127%。更深远的影响在于行业级碳核算范式的建立：某省级医疗集团通过设备能耗数据的跨院区比对，识别出老旧超声设备存在超设计标准 27% 的待机能耗，推动全集团设备迭代计划提前两年实施。

人工智能赋能的经济效益呈现复合增长特征，其中既包含显性成本压缩也蕴含服务能力跃升，设备能效提升可降低直接能源支出，故障率下降则减少维护成本，其综合节能效益可使医院年度运营成本降低 5%~15%。克利夫兰医学中心的数据显示，该院手术室能源管理系统通过优化设备启停时序，使单台手术能耗成本下降 18%，年度节省的 76 万美元能源支出被重新投入日间手术中心建设，推动单日手术吞吐量提升 40%。在设备维护维度，约翰霍普金斯医院应用预测性维护模型后，CT 设备年度紧急维修次数从 9.2 次降至 3.1 次，使维护成本在设备总支出中的占比从 7.3% 优化至 4.1%，释放出的预算空间可支持医院新建两个人工智能辅助诊断实验室。这种由节能实现增效推动再投资的良性循环，为医疗机构财务健康度评价体系的重塑提供了有力支持。

第五节　人工智能技术应用实践成果价值评价

人工智能技术在医院能源设备中的深化应用，正推动着由医疗机构、设备制造商、能源服务商等多方共同构成的医疗行业生态系统的价值创造模式实现根本性跃迁。这种变革不仅体现在设备效能的量化提升，更在于重构了医疗服务的价值坐标系。当强生医疗将 DICOM 影像数据标准拓展至能源管理维度时，原本孤立的设备能耗数据获得了与临床工作流的对话能力，其开发的能效 DICOM 标准使 MRI 设备每千瓦时耗电对应的成像质量有了可量化的评价体系。这种跨学科标准的互操作性突破，为全球 3.2 万台在用医疗设备构建起能耗优化的统一语言，直接推动 IEEE 11073 医疗设备通信标准新增能源效率章节，标志着医疗设备评价体系从单一功能导向向复合价值导向的范式转换。

当技术标准突破转化为临床实践效能，人工智能技术的实践应用价值渗透开始触及医疗服务本质。浙江大学附属第一医院的手术智慧供氧系统利用人工智能解析麻醉机动态气体流量，将氧气输送精度控制在 ±1.5 毫升 / 分钟范围内，这种微观层面的精准调控使胸腔镜手术患者的术后血氧饱和度达标时间缩短 37%，让每年超过 1.2 万例手术患者受益于更高效的康复路径。其中更具有革命性的是，该智慧供氧系统通过建立不同术式与供氧强度的匹配模型，使心脏外科手术的器械准备时间缩减 19 分钟。这种时间要素的精确控制正在重塑外科手术的价值评估维度。

在环境治理维度，智能化调控正悄然改写医疗机构的碳足迹轨迹。上海仁济医院的手术室能源中枢通过实时感知气压、温湿度与设备负载的复合参数，将无影灯群的照度波动控制在 3% 以内，配合空调系统实施动态风量调节，使单台手术的能源浪费减少 28%。该模式推广至长三角医疗联盟后，区域内 37 家医院于 2023 年累计减少电力消耗折合标准煤 4200 吨，相当于中和了 3.6 万辆家用轿车全年碳排放量。其中更深远的影响在于设备全生命周期的绿色转型：某省级医学中心通过分析 256 台 CT 设备的待机能耗曲线，发现关闭非工作时段的数据处理模块可使单机年碳排放量降低 1.2 吨，这项发现直接推动该省医疗设备采购标准新增碳效权重指标。

在突发公共卫生事件的极端压力测试下，技术创新的社会价值呈现出几何级放大效应。在武汉雷神山医院建设过程中，云端复制的设备参数配置模板使新建 ICU 的负压系统调试时间从 3 天缩短至 2 小时，这种数字孪生能力不仅为 107 张重症床位得以及时投用提供了可靠保障，更关键的是形成了“平战结合”的设备管理范式——在 2023 年某省会城市方舱医院紧急启用时，云端存储的能源设备配置方案使 CT 方舱的供能系统调试效率提高 8 倍。这种可复制、可迁移的智能管理能力，为公共卫生应急体系注入了弹性应对的数字化基因。而更深层的价值在于，当设备运行数据通过云平台实现跨机构流动时，某区域医疗联盟通过分析 87 家医疗机构的空调系统数据发现，将手术室温度波动范围收窄 0.5℃可使麻醉药品消耗量降低 3.2%。这种数据驱动的精细化管理正在重塑整个医疗生态的价值创造逻辑。

这些实践成果共同指向医院能源设备价值评估体系的根本性转变：人工智能技术通过打通设备数据流、临床工作流与环境治理流的交互通道，使能源设备从孤立的功能载体进化为连接医疗质量、运营效率与生态责任的智能节点。在“双碳”目标框架下，这种转型不仅降低了医疗机构的单位服务碳排放强度，更重要的是构建了“精准供能—效能提升—碳排控制—资源再投资”的闭环价值生态，为医疗行业实现高质量发展与绿色转型的协同推进提供了可复制的实践路径。

第六节 人工智能技术应用于医院能源设备面对的挑战及对策

虽然人工智能技术的应用加快了医院能源设备数字化转型的进度，但是随着技术应用程度的不断加深，数据主权与隐私保护、技术债累积风险以及人才供给缺口等问题也逐渐暴露，对人工智能技术的实践应用带来严峻的考验。其中，数据主权与隐私保护的矛盾俨然已成为制约技术深化应用的关键瓶颈——这一挑战在 2023 年欧盟医疗云数据泄露事件中展现得尤为尖锐。某云服务商因 API 接口设计缺陷导致 47 万台胰岛素泵的使用数据外泄，不仅造成 1500 名患者被迫更换设备识别码的紧急处置，更引发公众对医疗物联网设备安全性的信任危机。这种困境源于智能化升级过程中集中式数据处理模式与分布式医疗场景的固有矛盾：当血糖监测、设备能耗等动态数据在云端集中处理时，单点漏洞即可引发系统性风险，甚至危及患者生命安全。谷歌医疗云通过联邦学习框架的实践为此提供了破题思路，其分布式训练方案使德国拜耳公司的新型 MRI 设备在 2024 年临床试验中，成功实现设备能耗数据本地化处理与全局模型更新的协同，患者隐私数据无须离开本地设备即可完成能效优化算法的迭代，在维持日均 1200 次扫描作业的同时，设备单位成像能耗降低 18%。这种“数据不动模型动”的技术路径，既保持了医疗机构的数字主权，又使智能化升级与隐私保护形成了价值闭环，为破解智能医疗设备推广中的“信任赤字”提供了实证方案。

人工智能技术应用于医院能源设备的实践过程中，技术债务的隐性积累正成为制约数字化转型的深层障碍。技术债务源于系统开发过程中为追求短期效益而采取的架构折中方案，其在医疗设备智能化升级场景中往往表现为封闭式通信协议选择、模块化设计缺失等短视决策。以某省级影像云平台的困境为例，其早期为快速实现设备联网功能而采用私有通信协议，导致平台架构与新一代人工智能医疗设备间的接口兼容性出现系统性断层。这种技术负债随着时间推移更是呈指数级增长，异构协议转换需要消耗大量定制化开发资源，架构系统耦合度过高导致每次设备迭代都需重构底层逻辑，最终造成每年产生1200万元额外改造成本。技术债务堆积引发的负面影响呈现多维度扩散特征。在技术层面，私有协议形成的“数据孤岛”使设备能耗数据在院际流转效率下降37%，人工智能算法因数据样本单一导致能效预测准确率持续衰减。在运维层面，基层医院被迫在老旧DR设备上叠加协议转换中间件，不仅造成15%的额外电力损耗，更使设备故障诊断响应时间延长至传统设备的2.3倍。这些技术负债的累积效应最终转化为临床服务的效率损失，43家基层医院的DR设备能效升级计划延误导致医院日均检查容量下降28例，从而对区域分级诊疗体系的运行效能造成间接影响。美国梅奥诊所的实践揭示了系统性治理技术负债的可能性。该院将267个接口改造任务项按技术债务的“复利效应”进行优先级排序，针对协议转换这类“高利贷”型技术债务实施重点突破，通过建立协议适配抽象层将新旧设备通信协议转换效率提高4倍。该应对对策本质上是对早期架构设计缺陷的结构性修复。这种以架构演进替代局部修补的治理路径，不仅使年度维护成本降低68%，更重要的是构建了适应人工智能设备快速迭代的弹性架构，为医疗机构在数字化转型中平衡短期需求与长期发展提供了可复用的方法论。

人工智能技术在医院能源设备应用中遭遇的复合型人才结构性短缺，本质上是技术融合进程与人力资源供给错位的集中体现。对于该类技术应用而言，需要同时驾驭医学工程、能源系统与信息技术三重知识体系的复合型人才作为实践支撑，具体而言，这就要求相关人员既需要理解DICOM等医疗数据协议在设备交互中的特殊要求，又要掌握电力拓扑结构对人工智能算法部署的物理约束，还需具备将边缘计算框架适配医疗场景的工程化能力。北京某三甲医院面临的人才困境正是这种结构性矛盾的现实投射：其智慧能源部在实施手术室智能配电改造时，因同时精通DICOM数据解析与电力系统故障诊断的技术骨干缺口达73%，导致能源调度算法与医疗设备通信协议的协同调试环节被迫延期，项目关键路径延误累计达 156 个工作日。人才断层对医疗能源智能化进程产生了链式负面影响。在技术实施层面，跨领域知识缺失导致设备接口协议与能源管理算法产生适配偏差。某改造项目中因工程师未能准确理解 MRI 设备供电特性的谐波抑制需求，造成智能配电模块的故障误报率提升至 12%。在运营管理层面，人才匮乏迫使医院采用“分段外包”模式，将医疗数据解析、能源系统优化等本应有机整合的环节拆解给不同供应商，这不仅使项目沟通成本增加 45%，更导致关键技术的系统集成度降低。这种状况在项目成果上的反映则更加直接：某区域医疗中心的智能 UPS 系统因缺乏既懂医疗设备启停逻辑又掌握储能调峰策略的运维人员，系统能效较设计值衰减 31%，设备生命周期缩短 2.8 年。破解人才困局需要重构传统培养范式。约翰霍普金斯大学的创新实践表明，将医疗设备通信协议、供配电系统原理与 AIoT 技术进行模块化重组，能够有效打通学科壁垒，其课程体系通过“医疗能源数据标准化处理”“设备供能特性建模”等交叉实训模块，使首届毕业生在麻省总医院呼吸机智能电源项目中实现多源数据融合效率提高 40%，将项目周期缩短至传统模式的 1/3。该成果源于教学过程中对 DICOM 能源元数据与电力波形特征的关联性解析训练。更重要的是，这种培养机制强调临床场景驱动的技术集成能力，通过模拟手术室供电可靠性验证、放射科设备谐波治理等真实案例，使人才在跨学科思维框架下形成系统化问题解决能力。这种产教融合的培养机制正在为行业输送具备跨界思维的技术中坚力量。